思想觀念的帶動者

文化現象的觀察者

本土經驗的整理者

生命故事的關懷者

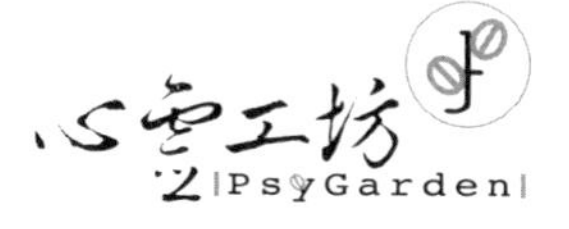

Holistic

探索身體，追求智性，呼喊靈性
攀向更高遠的意義與價值
是幸福，是恩典，更是內在心靈的基本需求
企求穿越回歸眞我的旅程

歐文・亞隆的心靈地圖

Irvin D. Yalom: On Psychotherapy and The Human Condition

作者—朱瑟琳・喬塞爾森（Ruthellen Josselson）
譯者—王學富、王學成
審閱—陳登義

深耕心田

在此向歐文・亞隆致上深深的謝意，有他坦誠相助，願意撥出時間接受採訪，本書才得以完成。此外，感謝我在菲爾丁大學（Fielding Graduate）的學生：卡坦亞・古德（Katanya Good）、吉蓮・卡普（Gillian Karp）、瑪格麗特・拉班（Marguerite Laban）和蘇姍娜・麥卡恩（Suzanne McKann），他們閱讀本書、給予建議，並協助我整理初稿。

最後，謝謝瑪莉蓮・亞隆（Marilyn Yalom）仔細地審閱本書的定稿。

目次

【推薦序】與歐文．亞隆全心相遇／陳登義 6
【譯者序】「感通」亞隆／王學富 17
引　言 25
第一章　緣起 33
第二章　存在的困境與困境之外的…… 93
第三章　旅程中的同伴 123

第四章 心理治療與哲學之間的對話 135
第五章 心理治療的前景 157
第六章 亞隆對其治療工作的反思 183
後　記 201
附錄一 歐文．亞隆繁體中文版著作列表 203
附錄二 歐文．亞隆著作列表 206

〔推薦序〕

與歐文．亞隆全心相遇

陳登義（台中仁愛之家附設靜和醫院院長）

歐文．亞隆這個名字，在國內對一般喜歡閱讀他那些被稱之為「心理推理（哲理也許更恰當）」小說的大眾而言，是個耳熟能詳的暢銷書作家；在精神醫學、心理治療及心理諮商界，他則是響噹噹的心理治療大師級人物；尤其在團體心理治療及存在心理治療中他開創了獨一無二的治療風格，成了當代心理治療教科書中絕對不可缺少的一個學派或取向（指「人際互動或人際學習」學派及「存在」學派，不過亞隆本人並不同意他創造了一個「學派」，而比較喜歡用「存在取徑」

〔existential approach〕這個字）。但除了他那說故事的天賦及對寫作的堅持執著外，卻很少有人注意到在他這些關於心理治療及心理哲理小說的開創性貢獻的背後，其實深深蘊藏著經年累月長期鑽研，與經過大量閱讀收集所蘊育出來的，有關人的存在、透明晶亮的縝密哲學探索及人文思維。

我第一次知道亞隆這個名字是在一九八二年，當時我只是個精神科第二年住院醫師，從台北市立療養院（簡稱市療，如今的台北市立聯合醫院松德院區）被派到台大醫院精神科代訓半年。我的指導老師之一是國內團體心理治療之父——陳珠璋教授，跟著他每週一次帶領日間病房的病人團體，開啟了我對團體治療的興趣。當時某家醫學書局翻版了亞隆的《團體心理治療理論與實務》原文第二版，我熱切地買了書（當時英文的精神醫學教科書幾乎如鳳毛麟角），但發現自己看不懂。有一天壯了膽子去問陳教授有沒有可能開讀書會帶領大家來讀，他搖了搖頭說不可能。這個第一次和亞隆的相遇就此告終，可謂「只聞樓梯響，未見人下樓」。回到市療後，我仍繼續試著自己帶團體。

我和亞隆的第二次相遇大約是在兩年後。一九八四年，我擔任總住院醫師快結束前有機會赴美國短期進修三個月，地點在加州洛杉磯的Harbor Medical Center，由Dr. Hamilton Miller教授安排我的進修課程。其中包括門診團體（每個工作天有三至四個各式各樣團體，由社工師帶領）、急性病房團體（每週三次，由心理師及社工師偕住院醫師輪流帶領）和CRU（Crisis Resolution Unit，專收由急診室直接轉進來住院三天就得轉出或出院的病人，由該單位主管資深主治醫師偕實習的博士生心理師帶領），我幾乎都盡可能全程參加，這些經驗可說讓我大開眼界。有一天，我在住院醫師們的辦公室桌上發現一本有著鮮明橘黃色封面的書，看起來似乎人手一冊。原來那就是一九八三年出版的《人際互動團體心理治療：住院病人模式》，這是我和亞隆的第二次相遇，此可謂「異地相逢，喜出望外」，也讓我更清楚我所正在學的東西。這本書我用了十七年之後，終於在二〇〇一年把它譯成中文，由桂冠出版。

回國後，我開始用亞隆的模式帶領自己病房的病人，並成立了一個團隊，包括心理師、社工員及護理人員，帶領住院醫師一起實作，同時成立讀書會並做一系列研究。從此我對亞隆一往情深，任何他的著作都不放過。不久，風聞陳珠璋教授也開始在台大帶亞隆的讀書會，而且這股風氣似乎之後也廣布全台各地的教學醫院及相關團體心理治療訓練機構，頗受到歡迎及實際採用。一九九四年在陳教授的主導及鼓舞帶領下，我們一群對團體心理治療傾心不已的同道，共同成立了國內第一個心理治療相關的專業學術團體——「中華團體心理治療學會」，會中最主要且最受歡迎的應用治療模式就是亞隆的人際互動（或人際學習）模式，並強調「此時此地（here and now）」當下體驗的運用之重要性。

這期間，網路書店出現，有了Amazon網路書店，個人在家裡就可以直接訂購遠在美國或英國的任何外文書籍，我乃大肆「採購」，其中只要亞隆的著作，一本都不放過，甚至迫不及待地預約預告要出版的書。此後乃開始接觸上述提到的心理治療及心理哲理小說，才知道他是暢銷書作家及說故事高手。從這些小說故事中，我更能體會教科書裡所講的有關理論與實務上的意義。其實這也是亞隆寫這些故事小說的初衷（即給精神科住院醫師及心理師學習心理治療之助），而成為受一般讀者歡迎的暢銷書純粹是意外收穫。這是和亞隆的第三次相遇，可謂「衣帶漸寬終不悔」。

隨後，國內學界醞釀集體翻譯亞隆那部開山鉅著《團體心理治療的理論與實務》（第三版），我記得是由李瑞玲老師邀我譯了其中一章，可惜不知什麼原因一直未出版，直到二〇〇一年才由謝佩玲及楊大和根據第四版及原有譯稿做了重整及修訂的艱鉅工作，並由桂冠將它和上述提到我翻譯的那本書同時出版，譯者則以原來譯者群中的方紫薇、馬宗潔等人掛名。在此之前，亞隆著作的第一本中譯書籍是由文學界的呂健忠翻譯的《愛情劊子手》（心理治療案例改編），一九九一年由聯經出版，是桂冠出版《團體心理治療的理論與實務》十年前的事。由於該書頗受讀者歡迎，後來乃由張老師出版社接著出版亞隆的心理哲理小說《當尼采哭泣》及心理治療小說《診療椅上的謊言》，聯經也接續出版《生命的意義》（心理治療案例改編）。上述過程，是我和亞隆的第四次相遇（更接近的文字接觸），此可謂「日漸親近、愛不釋卷」。之後我跟亞隆著作之間的關係愈來愈密切（包括寫了不少中譯本的導讀及推薦序、參加小型研討會、到外面的社區讀書會演講等），對其人及其作為也有了更多的認識。

與亞隆的第五次相遇又回到了美國。這次是二〇〇〇年五月我到美國紐奧良參加美國精神醫學年會，從研討會的議程中得知亞隆獲頒心理學與宗教委員會分組的Oscar Pfister獎，我在頒獎的前一刻趕到現場，已是人山人海擠不進去，勉強在門旁蹲著遠遠的看到了心中景仰多年的亞隆，並親耳聽到他的受獎演說，聲音溫暖細緻，語調緩慢而清晰。講完後現場聽眾掌聲及叫聲如雷，活像搖滾巨星演唱會中粉絲的狂熱盛況，之後排隊簽書的人潮長得看不到隊尾。這次的相遇總算「見到了」

本尊，雖然沒有機會更進一步接近、談話及認識。

幾年前，曾和幾位國內熱衷於推廣心理治療的同道們試著聯絡亞隆醫師，詢問其有無可能來台演講或帶工作坊，但終究不可得，原因之一乃亞隆已垂垂老矣（今已屆八十二歲高齡），不宜遠行。我們也曾探討過組團去亞隆還仍開放的診療室接受其督導訓練，但也因各種因素窒礙難行。不過，我並不覺得遺憾，他所留下的著作已夠我們好好的珍視及受惠了。

以上是我和亞隆迄今三十年以上相遇過程的大略說明，主要當然是精神上的、智性上的。我為何要不厭其煩地做這麼瑣碎的說明呢？

二〇〇七年我看到了一本書，就是由本書作者Dr. Ruthellen Josselson所著的這本小書，真的很小，不到一四〇頁，作者聲稱她是從亞隆的讀者變成粉絲、學生，再成為朋友和事業的夥伴。我很奇怪為何在這麼長的認識亞隆的期間，從未聽過這號人物（亞隆曾有過一位非常出色的女弟子——Sophia Vinogradov，是位很年輕的精神科醫師，曾與亞隆合著過一本精彩小書《團體心理治療》，五南版）。而Dr. Josselson所寫的竟然是深入探索亞隆心理治療思想源頭的傳記，其中根據的是數次非常坦率且深入的面對面訪談，亞隆本人幾乎知無不言、言無不盡，充分展現了亞隆的坦蕩個性。這本小書並獲得亞隆本人的背書，如今這位作者甚至已成為近年亞隆創立的「亞隆心理治療機構（I. D. Yalom's Institute of Psychotherapy）」的主要負責人。（另一位是《團體心理治療的理論與實務》一書第五版的合著者：Molyn Leszcz）可見這位作者和亞隆的關係非比尋常（她目前年紀大約六十幾歲，是位著作等身的臨床心理學教授）。

本書主要即從作者和亞隆的初次相遇開始，在其與亞隆長達二十七年的交往關係中，透過深入訪談，以「心理治療與人的境況」（本書英文原名）為核心，全面探討亞隆的猶太人貧民區出生背景、成長過程、求學上的艱辛、存在哲學思想的啟迪、從而進入精神醫學與心理治療領域，並在導師Jeromy Frank（也是上述Oscar

Pfister獎的首位受獎者）的啟發下展開對團體心理治療其獨特取徑，及廣博深遠的思索、研究及實務開展與探討。同時他也在存在思維的感應及啟發下，發展出存在取向心理治療的根本旨趣。由於童年即開始大量閱讀世界名著小說，再加上其天生對寫作的熱愛及說故事的才華，亞隆遂展開其小說作家的生涯，終而成為一代精神醫學大師及暢銷書作家。雖然他因為不滿晚近精神醫學的發展偏向生物學取向及類別化診斷的風氣、忽視心理治療的重要性，而選擇提早退休，但這反而更成就了他將精神醫學、心理治療、哲學思想、文學創作熔為一爐的企圖。

這本小書讓我看到亞隆這個人的幾乎整個真實面貌，尤其他所強調的自我揭露（self-disclose、self-revelation）觀念與實際行動及做法，更是令人動容，讓我聯想到六十年代名揚國際的蘇格蘭精神科醫師——R. D. 連恩（可參閱《瘋狂與存在：反精神醫學的傳奇名醫R. D. Laing》一書，心靈工坊出版）。我想，他們兩人之間勢必有某些血脈之間的相連。其實，如同《歐文・亞隆的心靈地圖》作者在書中提到，她自身受到亞隆著作的精神及心靈感召，我相信任何人看了亞隆的著作，都會不期然地產生心有戚戚焉的感覺，這也是我不厭其煩地寫我和亞隆的相遇之緣故，本書譯者稱之為「感通」，則是更進一步的感受了。亞隆的著作是如此易為華人社會接受，也難怪近年來有國內研究生將亞隆的存在心理治療和老子的《道德經》相關思想甚至是古老經典的中國哲學做比較。由於上述之故，我看了這本小書之後，隨即向心靈工坊的桂花總編推薦出版。

最後，我想提到亞隆的所有著作，包括最新的《斯賓諾莎問題》（心靈工坊二〇一三年出版，心理哲理小說），都有了中文版，但其實還差了一本，就是一九七三年出版的《*Encounter Groups: First Facts*》（暫譯：《會心團體：首要事實》）。請大家注意，Encounter這個字在本書譯為「相遇」，但它其實有很多語意，在團體心理治療中較常被譯為「會心」，即心靈間的相會、相遇或相通。雖然他是這本書的三位作者之一，但我相信書中所提到的，亞隆在那個年代參與會心團體時，所獲得的在團體中的人與人間的相遇、從而與自身的相遇，以及治療師與案主（或案家）之間的相遇等等「存在性」體驗，勢必對他產生極大的影響。冀望哪天能出現中文譯本，那麼我們就擁有了亞隆著作全集，至少可以讓所有華人讀者在文字上和亞隆有了全面的相遇或會通。

〔譯者序〕

「感通」亞隆

王學富

翻譯朱瑟琳．喬塞爾森（Ruthellen Josselson）寫的本書，是一個發現亞隆，同時發現自己的過程。亞隆在全世界擁有為數眾多的讀者，他們透過各種方式告訴亞隆自己的感受與感動，說他的書如何觸動他們的生命，改變了他們的生活。朱瑟琳是美國存在主義心理學家，她很早就接觸亞隆的著作，認為亞隆陪伴她經歷了人生旅程中的某些幽暗地帶。在本書裡，她收錄了大量對亞隆的採訪實錄，目的是保留亞隆思想的原味，讓讀者畫鼎嘗鸞。

身為亞隆著作的讀者、亞隆傳記的譯者，同時身為於中國社會從事心理諮商與治療實務的心理學家，我熟悉亞隆，理解他，跟他之間沒有阻隔，因此，我用了一個詞，叫「感通」。如果借用亞隆最喜歡用的一個詞，就是「旅程中的同伴」。透過閱讀亞隆的著作，我們與他一路同行，發現他所經歷的正是我們正在經驗和即將經歷的，他所表達的是我們內心裡感受到，但沒有完全表達出來的東西。我相信，亞隆會為中國心理治療界帶來重要的啟示，引發我們對許多重要問題的反思。

亞隆是美國最重要的精神醫學家和心理治療學家之一，也是團體治療領域裡具有開拓性貢獻的領袖，在一次全美投票調查中，亞隆被選為至今依然健在的三位最重要的心理學家之一。他大大拓展了精神醫療和心理治療的範疇，特別是把存在思想哲學及文學的治療性因素帶入心理治療，並加以融會貫通，這讓他成為一位存在心理治療大師。但同時，亞隆並不是要建立一個自己的體系，他甚至不認為存在心理治療是一個像精神分析那樣的治療學派，反而視之為人類體驗與反思自身存在的思想。他認為，不管一個治療師接受何種治療學派的訓練，都可以讓自己具備存在的思想品質，從而不憚於與病人探索生命中最根本的存在問題。

雖然存在主義哲學及存在主義文學很早就被介紹到國內，但存在心理治療卻姍姍來遲：此前許多心理治療學派也陸續被引進，最早是精神分析心理學，然後是行為主義心理學，接著是人本主義心理學，以及由它們派生出來或另行創立的心理療法，如認知行為療法、理性情緒療法、家庭系統輔導等，不過存在心理治療直到近幾年才開始有一些「先聲」。首先是一些重要的存在取向心理學家的書被介紹到中國來，如在羅洛．梅（Rollo May）的譯介與研究方面，郭本禹、楊韶剛主編的《羅洛．梅文集》、楊韶剛著有《尋找存在的真諦──羅洛．梅的存在主義心理學》等；另一位重要的存在取向心理學家柏根塔爾（James Bugental）也被引進中國，如車文博在《人本主義心理學》一書中專章介紹柏根塔爾的存在分析心理學，但其譯著尚未見到。

有關維克多・法蘭可（Viktor Frankl）的部分書籍則已發行中文版【編註1】，如趙可式等譯的《活出意義來》（*Man's Search for Meaning*）、何忠強與楊鳳池合譯的《追尋生命的意義》（*Was nicht in meinen Buchern steht. Lebenserinnerungen*）【編註2】、常曉玲翻譯古爾德（William Blair Gould）所寫的《法蘭可：意義與人生》（*Viktor E Frankl Life with Meaning*），研究方面劉翔平著有《尋找生命的意義：法蘭可的意義治療學說》等。

施奈德（Kirk Schneider）是當代美國存在取向心理學的重要代表人物，據我所知，他的《存在—人本心理療法》（*Existential-Humanistic Therapy*）目前正由南京師範大學心理學教授郭本禹翻譯中；對施奈德的研究則剛起步，現任教於江蘇教育學院的程世英副教授在南京師範大學讀研期間，其碩士論文便是〈施奈德存在主義心理學及其心理治療觀〉。

最近幾年，亞隆在中國的影響力越來越大，背後的推動者有美中心理學院於北京致力推動亞隆的團體輔導培訓等，此外亞隆的著作也陸續譯成中文出版，如侯維之譯《當尼采哭泣》（*When Nietzsche Wept*）、張怡玲譯《給心理治療師的禮物》（*The Gift of Therapy*）【編註3】、李鳴等合譯《團體心理治療：理論與實踐》（*The Theory and Practice of Group Psychotherapy*）【編註4】、魯宓譯《診療椅上的謊言》（*Lying on the Couch*）、童慧琦譯《日益親近：心理治療師與來訪者的心靈對話》（*Everyday Gets a Little Closer : A Twice-Told Therapy*）【編註5】、張亞譯《直視驕陽》（*Staring at the Sun*）【編註6】、張美惠譯《愛情劊子手》（*Love's*

編註1　本序由中國譯者撰寫，文中提及的書名皆為簡體中文版的翻譯，若與台灣繁體中文版翻譯有所出入，將以編註方式另外說明。

編註2　繁體中文版由鄭納無翻譯，書名為《意義的呼喚》。

編註3　繁體中文版由易之新翻譯，書名為《生命的禮物：給心理治療師的85則備忘錄》。

編註4　繁體中文版由方紫薇等譯，書名為《團體心理治療的理論與實務》。

編註5　繁體中文版由魯宓翻譯，書名為《日漸親近：心理治療師與作家的交換筆記》。

編註6　繁體中文版由廖婉如翻譯，書名為《凝視太陽：面對死亡恐懼》。

Executioner），以及易之新譯《叔本華的眼淚》（*The Schopenhauer Cure*）（編案：以及最新出版的《斯賓諾莎問題》〔*The Spinoza Problem*〕）等。

一開始，許多人把亞隆當成團體治療領域的領袖，後來才逐漸對其存在心理治療的思想根源有所瞭解。

翻譯本書，讓我對亞隆有以下感受和理解：

他真實、坦誠，是一個「人」，充滿了人性的溫情。

他身上有一種勇毅的精神，直接面對人類生存的根本問題，包括它的悲劇性質，然即便如此，卻又帶著樂觀的心態奮進不息。在我看來，這是一種勇於面對的精神；而在他看來，這是由尼采代表的一種精神品質，與論語所謂「士不可以不弘毅，任重道遠。仁以為己任……死而後已」頗為相通。

他的治療是一種深度的治療，他隨病人走到生命的深處、世界的深處、生活的深處，觸及人類終極關懷的基本主題：苦難、死亡、自由、選擇、責任，並從中獲得真正的覺察。

他對人充滿溫情，對人性有深刻的洞察，將治療視為生命在關係裡經歷治療性相遇（therapeutic encounter）和人際學習（interpersonal learning）。

他不斷探索心理治療的奧祕，忠於自己的感受，把自己的體驗告訴人們，影響了人們對心理治療的理解。

他將存在主義哲學及存在主義文學帶入心理治療，拓展了心理治療的範疇和資源。

他把心理治療看作是生命的承諾（commitment）和神聖的使命（vocation），而不只是一種職業或專業（profession）。

他透過心理治療進行生命的冒險，與病人一起走向人類心靈深處，探索各種療癒的可能性，同時又克己自守，恪守專業的、倫理的、生命的品質。

他強調治療過程中的即時性體驗與反應，稱之為「此時此地的當下體驗」，在這一領域，他可貴的經驗為我們帶來啟發。

他善於講故事，能從故事中發掘出豐富的治療因素。

他反對診斷手冊式過分強調病理診斷的治療傾向，也反對治療指南式的結構化治療模式。

存在心理治療是一個具有「智性」取向的心理治療學派，它對苦難、意義、自由、死亡、焦慮、選擇等人類終極關懷的主題有極深的關注與思考。我相信，存在心理治療與中國文化有很深的內在聯繫，將引起中國心理學學術界和治療界的興趣和熱情。

本書是由我和上海財經大學文學院副教授王學成共同翻譯，此後又得到剛由英國留學歸來的蔣慧小姐協助，在此一併感謝。

二〇〇九年，於南京

引言

亞隆的作品為人們帶來精神上的啟發與心靈上的觸動，儘管他獲得無數獎項，但他最珍視的，卻是被他的作品所觸動過的無數個生命。

亞隆是當今世界上最著名、著作流傳最廣、最有影響力的精神醫學家之一。他的許多著作不僅為心理治療師帶來啟發，也深得一般讀者的喜愛，在這個令人困惑的世界為我們提供生活指南。在一項針對美國心理治療學家的最新投票活動中，他被票選為至今健在且最重要的三位心理治療學家之一，而他的著作在全世界廣泛出版，則證明了他的影響力是不受國界限制的。

亞隆並不認為自己是眾多心理治療學派或方法體系之一的代表人物，他探討的是心理治療的本質。亞隆關注人類存在關懷（existential concerns）這項根本議題，致力於發現生活的意義及面對死亡的問題，而這些主題在過去一直被置於精神醫學領域之外。

他採用文學的寫作形式（在這一點上，評論者曾將他與佛洛伊德相比較），詳細描述了在心理治療過程中人與人親密相遇的真實情形。亞隆並不憚於表露自己對眼前一切的看法和情感，他本身也是一個人，容易受傷，卻堅持繼續探索。他理解病人，盡量醫治他們；他坦率，他不僅向病人表達自己的洞察，還揭露自己的疑惑、不同看法及掙扎。他寫了兩本教材、兩本案例史故事集、三本心理治療小說、一本為治療師提供的指南用書，以及一本幫助人們面對死亡的書籍。在這些作品中，他探索醫治的無限資源和複雜的可能性因素，而這些含括於人類真誠關係和對人類生存困境的真正覺察中。他的作品為人們帶來精神上的啟發與心靈上的觸動，儘管他獲得無數獎項，但他最珍視的，卻是被他的作品所觸動過的無數個生命。

一九七〇年，我初次透過亞隆的作品認識他，當時我還是個臨床心理學實習醫師，在馬薩諸塞精神衛生中心受訓。那是一棟精神分析思想的森嚴堡壘，但我卻牢牢抓住了亞隆的《團體心理治療的理論與實務》，並將它當成武器，挑戰在這個機構裡占據主導地位的正統思想。

那時，亞隆採用一種激進的方法進行心理治療，提倡人們應重視治療師和病人的關係，並將心理治療視為「人際學習」。這在當時可算是頗具震撼力的觀念，因為那時人們還在為治療師對病人說「早安」的暗示作用爭論不休，擔心這句話會阻斷病人經由自己的幼年經驗對治療師所產生的移情。但亞隆主張治療師要與病人一起創造一個人性化的、充滿溫情的關係，而且這種關係具有多多益善的治療效果；治療的重心應放在發展成人性質的關係，讓病人在生活中也能與他人建立這種關係；以及治療師可以真誠地與病人一起談論人所共有的人生困境等，這些觀念全都具有顛覆性。

《團體心理治療的理論與實務》這本書當然備受我的教授和督導們輕視，然而它預示了將在我這一代人身上發生的巨大變化，我們看見書中處處流露的智慧，並因此開始慢慢地、經年累月地修正我們對治療工作的理解。如今，當我閱讀當代關係取向的精神分析時，我看見在三十年後的今天，精神分析研究終於看見亞隆那時所教導的東西。

的確，《團體心理治療的理論與實務》可能是所有心理衛生實踐領域中，最廣為人知並被閱讀的著作，目前它已第五次再版，並翻譯成十七種語言，然而亞隆的影響並不局限於心理治療從業者，他把自己對存在問題的洞見進行提煉，透過小說的形式表現出來，這些小說在世界各地備受一般人喜愛。亞隆每天都會收到來自許多國家的信件與電子郵件，人們詳細地描述他的小說如何改變了他們的生活。

在初識亞隆著作十年之後，我一度在生活中陷於絕望，就在這時我讀到《存在心理治療》，也就是亞隆的第二本經典著作。當我和意義與孤獨的問題搏鬥時，書中的睿智之語簡直像為我而說。閱讀亞隆書中的話語，我感覺他彷彿就在身邊，給我勇氣與希望，他的書讓我感受到他是個以心相慰的朋友，一個曾經同樣經歷過這種黑暗並且已經找到一些光明的人。於是，我成為經年累月寫信給他的眾多讀者之一，我在信中感謝他寫的書，告訴他我受惠於他的幫助有多大。讓我吃驚的是，他回信了（這發生在電子郵件出現前，回信需要在信封上寫地址並貼好郵票）。從此，我們開始了持續二十七年的朋友與同行關係。

鑒於亞隆在精神醫學及其他領域的獨特性和特殊性，我希望透過本書帶領讀者瞭解一些根源性的問題：亞隆那獨一無二的洞見從何而來？他將智慧傳遞給他人的能力又源自何處？他是沿著一條怎樣的路走到了這裡？怎樣才能對人的存在議題具有如此精微與富有洞見的理解？

撰寫本書的過程中，我意識到自己如同所有非凡人物的傳記作者一樣，面臨如何詮釋天才人物的問題。天才的天賦是與生俱來的，並不是什麼加什麼構成的總和，他們的創造力包括了：從這個世界既有的可用之物中淬練出新事物，並為它們塑造一種新的形式，而這種形式又引導我們以不同的眼光來看這個世界。亞隆的精湛技藝在於，他能將哲學、文學和精神醫學融入一系列著作，而這些作品為所有人的生活帶來啟迪，對那些遭遇心理苦痛並尋求治療的人來說更是如此。透過本書，我試圖探尋亞隆思想的泉源、養分與成果。

亞隆著作具有吸引力的部分原因是，他用簡樸的語言清晰表達了人類現實的最深層面。因此，我選擇在某些必要之處保留他的原話，並將我對他的訪談資料、他作品的引文，以及我對他思想的綜述匯集在一起，構成本書的基本內容。

〈第一章〉

緣起

如果我們專心思考我們活著（即在世界上存在）這個事實，並盡力把那些讓人分心的、瑣碎的事物放到一旁，認真地思考導致焦慮的真正根源，我們便開始觸及某些基本主題：死亡、無意義、孤立和自由。我隨時都用這些主題思考問題，非常認真嚴肅地對待它們。我的思想從未遠離《存在心理治療》的基本框架，這本書探討的正是這些基本議題。

——歐文・亞隆

讓我從一段對亞隆的訪談開始，藉此追尋其思想的發展軌跡。那次的訪談主要探討亞隆使用精神醫療與心理治療方法的起源，我把訪談內容收入本章，並稍加修改。我認為對讀者來說，透過亞隆怎麼談論自己來瞭解他本人是很精采的，當然，印刷的文本無法顯現他那渾厚且富於表現力的聲音，這只能靠讀者自行想像了。

對亞隆而言，是羅洛．梅的《存在》（*Existence*）一書為他打開了新的視野。當時亞隆是精神科住院醫師，由於羅洛．梅這本書的引導，他開始修讀約翰霍普金斯大學（Johns Hopkins University）的哲學課程。即使是住院醫師，每週花三個晚上研讀西方哲學還是頗有難度的，但他仍逐字逐句讀完了羅素（Bertrand Russell）寫的《西方哲學史》（*History of Western Philosophy*）。

對出生於工人家庭且從未涉足哲學的亞隆來說，這是一個新的世界。孩提時期，他於華盛頓特區的一處貧民窟裡長大，沿著父親的商店往北走過一條街就有生命危險。十四歲時，他們一家搬入華盛頓一個舒適和安全的社區，他也進了一所好一點的學校。

基於對人的生存困境的深刻理解，亞隆開創了心理治療的新途徑；然而在這條探索的路上，他並沒有遇到多少引路人。

亞隆：出於某些現在我也覺得難以理解的原因，唸大學時我非常忙碌，急切渴望能考進醫學院。當時醫學院針對猶太學生有配額限制，只能占百分之五，例如我考上的喬治華盛頓大學（George Washington University）一班招收一百名學生，但只錄取五位猶太籍，所以我對未來非常擔憂，這可能是我一生中最煩惱的階段。讀到大三時，我便開始申請進入醫學院（某些醫學院允許這麼做），但這也帶來莫大的壓力，因為我打算在所有功課上都拿到A，這樣醫學院就非錄取我不可。事實上，也的確如此。

朱瑟琳：為什麼在當時，進入醫學院對你如此重要、如此關鍵？

亞隆：我看不出當時我的生活中還有什麼其他的選擇。我住在一個文化貧瘠的地區，事實上，那裡的人對外面的世界一無所知。沒有人能引導我，也沒有人可以請教，所以就和同輩的人一樣，我覺得這是走出貧民隔離區的唯一途徑。

朱瑟琳：你是指進入醫學院嗎？

亞隆：是的。考進醫學院是我唯一能夠看到的出路，否則就得跟著父親經商。啊，還有第三個選擇，就是進一所比醫學院要求低一點的學校，例如牙科學校之類的。我當時看不到自己還能做其他的事，類似的這種經驗，其他人也有過。

朱瑟琳：換句話說，這麼做是為了改善經濟狀況，而不是為了幫助他人或……

亞隆：不，不是，這並不是為了改善我的經濟，完全不是這麼回事。問題的關鍵是，我要走出隔離區，進入摩登的大千世界、擴展自己的視野，過另外一種生活。我父母都很勤勞，勤勞得讓人難以置信，因此在我讀大學時，他們的酒類專賣店和雜貨店已經讓我們家的經濟有所改善。所以，我的選擇與錢無關。當時我便知道如果自己選擇經商，會變得更加富有；但我卻覺得另外一種追求思想、追求文學的生活在召喚我。

從有記憶開始，我便如飢似渴地閱讀，想找到進入那個世界的途徑。如果我想進入托爾斯泰的世界，我就必須有思想，而要做到這一點，唯一的途徑就是進醫學院。我那時認為，一旦進入醫學院，就能進入精神醫學的領域，這將讓我越來越接近追求思想的生活。

朱瑟琳：當時在隔離區的你，是怎麼理解精神醫學的？就你的回憶來看，你那時對精神醫學的看法是什麼？

亞隆：我不記得那時是否讀過什麼相關的東西，但記得在我當時的理解裡，精神醫學是研究思想的、研究我們如何思考。在大學期間，我應該——但記不起來了——修過異常心理學的課程。關於這個我不是很肯定，因為我選修的純粹是醫學院的預科課程。

朱瑟琳：那是在四〇年代末期，對嗎？當時你在讀大學？

亞隆：是的，那是在一九四九到一九五二年間。唸大學的三年中，由於醫學預科要求很高，我選修了四門課程，每門都與文學有關，例如美國詩歌與世界戲劇，我把這些課擠進本來就很滿的課程表中。我盡量往文學領域拓展視野，但對一個人如何透過文學勾勒自己的生活卻毫無概念。

朱瑟琳：你當時認識哪位精神醫學家嗎？當時電視上好像也沒有相關的節目。

亞隆：不，我當時誰也不認識。

朱瑟琳：我很好奇那時的你是怎樣瞭解到，什麼是精神醫學這個概念的。因為在上個世紀的五〇年代早期，精神醫學的概念和現在差很多，而精神分析在戰後也才剛起步而已。

亞隆：我在大學時對此一無所知，我真希望那時能夠多瞭解一點，比如瞭解某些治療方法可以用來治療我的焦慮，那對我來說是很幸運的一件事。我記得比較清楚的是，當時我為何決定要成為醫生。首先，就是妳剛才提到的一種願望：想成為一個有用的人，能夠去幫助別人。

大約十四歲時，我父親了罹患心臟病。我清楚記得那一天，因為那個夏天我想參加夏令營卻沒能如願，原因是母親得打理雜貨店，而我必須待在家裡照顧父親；同一時間，我在暑期學校上三角函數，那是初中的課程。我清楚記得父親冠心病發作的那天晚上。午夜時分，媽媽和我都在家，她失去控制，像發了瘋一樣地尋找可以責怪的對象（她習慣如此），而這個對象就是我。她對我大吼：「是你殺死了他！你要負責，是你的行為、是你總是惹麻煩，才害他心臟病發作！」

我焦躁不安地躲在角落，等著班傑明・曼徹斯特醫生到我家。當我聽到他的汽車輪胎在我家門口拐彎處摩擦出的聲音，簡直如釋重負。我清楚地記得他那圓圓的、友善的臉龐，彷彿昨天才見面一樣。他有一種奇妙的安撫人心的能力，他撫著我的頭髮，讓我用聽診器聽父親的心跳，並向我保證父親的心跳像時鐘一樣規律，他會康復的。

也許這是我重新建構的回憶，然而，就在當時，就在那個情景之下，我做了一個決定：我要進醫學院，像曼徹斯特醫生所做的那樣去服務他人。

喔對了，在當時還有兩個原因引發我雄心壯志地想成為作家。

朱瑟琳：多說說你想成為作家的想法？

亞隆：那些年來，我斷斷續續地寫了許多詩歌，我一直喜歡寫作。應該是從小學算起吧，只要科目中有和寫作有關的練習，我那幾科成績就特別好。我的作文總受到稱讚，有時會被老師大聲朗讀，有時被張貼在公佈欄上，這是我在學校表現出色的其中一個例子。

我很會講故事，每當學校有表演和演講活動時，我講的故事總能讓人聽得入迷。我如飢似渴地閱讀，腦海裡儲存了大量的故事，而且小時候就有搜集過期《讀者文摘》（*Reader's Digest*）的嗜好。

我收藏了大量的《讀者文摘》，那時我每週都會騎車到華盛頓七街和K街的圖書館借書，背包裡裝滿了這星期要讀的書籍，而且離那裡一條街的地方有些二手書書店，賣的書裡面就有《讀者文摘》。有時它們的售價很高，每本賣到三、四美元，所以我一直買不起最早版本的過期刊物。我記得這份雜誌是一九二一年創刊的，我收藏得比較完整的是一九二七年後的過期刊物。

《讀者文摘》裡有一些奇怪的小故事或奇聞軼事，通常是幾篇短文，講述發生在人們身上的一些故事，它們總是非比尋常，能夠改變人們的生活。我記下許多讀到的故事，講給班上的同學們聽。等到唸大學時，我反而很少寫作，因為喬治華盛頓大學的每班人數都很多，老師很少出書面小論文的作業。

朱瑟琳：說到高中生活和講故事，你是否記得在某個特別的時間，你講了一個特別值得回憶的故事，讓你現在能一下子就回想起那段時光？

亞隆：那時我的英文老師是麥考莉（McCauley）小姐。她也是瑪莉蓮——我的妻子，我們在高中時期相識——的老師。她非常喜歡瑪莉蓮，卻很討厭我，認為我總是在瑪莉蓮身邊轉來轉去，擾亂她的生活，所以叫我「衣櫃牛仔」（locker cowboy）。

瑪莉蓮很受歡迎，成績名列班上第一，是學校新聞、學生會和校際活動中的明星。她非常有社交魅力，許多老師都特別照顧她；然而，那時的我卻是一個總是緊張不安的書呆子，我覺得自己缺乏魅力，而且長得不怎麼樣——但現在回頭去看高中的照片時，我發現自己是個相當有魅力的年輕人，所以百思不得其解，怎麼那時我會對自己的相貌有那種錯誤的看法？

麥考莉小姐對我極其苛刻。最近我找出以前留下來的東西，發現我在十或十一年級上她的英文課時寫的一篇作文，那是一篇文情並茂的文章，表達著我對棒球的讚美之情，因為當時我是個死忠的棒球迷。她對這篇作文的評語相當嚴厲，覺得我對棒球這種小事如此熱愛非常可笑，不僅在我的作文上方打了個「B-」，而且還隨處用紅筆批改，大肆嘲笑我的熱情。她絕對是個讓人覺得窒息的老師，從老師應該鼓勵學生的這個角度來看，她是一個可怕的負面例子。即使是現在，當我再次看到她的苛刻評語，還是會覺得想哭。我曾經想寫一個故事，卻一直沒有動手去寫，內容是關於一個小男孩遇到像麥考莉小姐那樣的老師，這男孩心裡有個計畫，就是多年後功成名就時，要找到老師向她炫耀自己的著作和成就，給她一點顏色看看。不過，在他最後回到曾就讀的高中時，那位老師已經去世多年了。

朱瑟琳：所以，你曾遇見不斷鼓勵你的老師嗎？

亞隆：在兒童和青少年時期，我從沒遇過鼓勵我的老師——坦白說，我很希望遇到這樣的老師。後來我意識到自己產生了幻想，當我騎車或散步時，腦海中就會浮現這個幻想，它讓我覺得自己充滿了力量。這個幻想一旦開始就無法停下來，它彷彿有自己生命地對我說：當我在上初中時，有一位老師拜訪我父母開的店，告訴他們我是個非常優秀的學生，他們應該讓我轉到一間名校，某間非常有名的私立學校。我父母馬上同意，因為他們一直鼓勵我接受好的教育，於是這個老師就成了我的導師，他除了對我的作文特別賞識外，還鼓勵我參加學校的棒球隊和網球隊。

朱瑟琳：難道從來沒有人特別肯定你嗎？

亞隆：沒有，一個也沒有。從高中到大學，我不曾遇過那樣的老師，一直都沒有。

朱瑟琳：那麼，是什麼支持著你繼續往前走的呢？

亞隆：嗯，在我的生活中，瑪莉蓮有非常重要的地位。大約十年級時我認識了她，她比我低一年級，我聽過她在初中時擔任優秀學生代表的演講。差不多我十五歲時，我們開始交往，她和我志趣相投，約會時經常討論文學。我們討論杜斯妥也夫斯基（Dostoevsky）、史坦貝克（Steinbeck）和伍爾芙（Thomas Wolfe）等等，我認識的人當中，她是唯一看的書和我一樣多的人。在我的求學階段，她的重要性無可比擬，而且她身上有某些我沒有的，那就是有好幾個願意引導她的老師。高中時好幾位老師特別照顧她，例如其中一位教傳媒的老師悉心指導外，還讓她當校刊的主編，而另一位法文老師則幫她下定決心要考上名校衛斯理女子學院（Wellesley College）——當我高中畢業時，除了當地的幾所大學外，對國內其他大學可是聽都沒聽過！

我姐夫考進喬治華盛頓大學，隨後直升喬治華盛頓大學醫學院，後來成為一位很棒的醫生。我當時覺得，如果喬治華盛頓大學對他來說是好的選擇，那對我來說也應該是，所以除了這間大學外，我沒有申請別的學校。高中時我的成績很優秀，總是全班前五名，因此拿到喬治華盛頓大學的獎學金，其中包括幫我支付每年三百美元的學費。所以，不管從哪種意義上來看，我身邊從沒有出現過引導我的老師。

唸大學時，我仍是個默默無聞的學生，和任何老師都沒有私下往來。期間我只有一次成績得B（德語課），其他每門功課都得A，而且還領先其他同學，例如第二名的分數是八十或九十，我的分數卻是九十九。我的成績之所以這麼好，唯一的原因就是我是個對學習著迷的學生，一用功起來簡直像魔鬼一樣瘋狂。而且就像前面說的，我要求自己必須在每項科目上都得A，那樣就沒有人能阻止我進入醫學院了。

大學三年下來，我的平均學分成績將近四・〇。我申請了二十所醫學院，其中十九所婉拒，但喬治華盛頓大學醫學院錄取了我。

在醫學院期間，像從前一樣，我也沒有和任何一位老師建立私人關係。回想起來，我沒有（也未曾主動嘗試過）跟哪位老師交談，但這個缺憾還是得到了補償，一部分是我與瑪莉蓮之間相互支持，一部分是我和一群年輕人建立密切的關係，其中兩人成了我最親密的朋友。

進入醫學院的第一年是我人生中最糟糕的一年。瑪莉蓮當時正在法國進行為期一年的修學旅行，而我非常想念她，與此同時，學業的壓力與焦慮的情緒讓我感到不堪負荷。為了離瑪莉蓮就讀的衛斯理女子學院（在波士頓）近一點，我轉到波士頓大學。

隨後，我在醫學院開始修讀精神醫學課程，這讓我的生活開始變得不一樣。每個學生都被指定治療一個病人，而且要輪流向嚴格的專任教師團做案例報告，專任教師團由大約二十至二十五名分析師組成，他們大多來自波士頓精神分析學院。

朱瑟琳：那是你第一次做案例報告嗎？

亞隆：對，我非常緊張。我清楚地記得我的病人是誰——她一頭紅髮、臉上有雀斑，比我大幾歲。我和她進行了八週的面談（醫科學生實習的時間長度）。初次和她面談時，她告訴我她是同性戀，這可不是個好的開始，當時我不知道什麼是女同性戀，聽都沒聽過。

我很快就決定，要「真正地」和她建立關係，唯一的方式就是讓自己誠實，因此我坦誠相告，對她說我不知道什麼是女同性戀，請她告訴我。經過八週的面談後，我們建立了親密的關係，而她也是我向專任教師團做案例報告的患者。

這時我已經參加過幾次會議，它們讓人感到備受折磨。會議上，每位分析師都會使用大量浮誇的、繁瑣的陳述套路，試圖藉此表示自己比其他人厲害，但對那些被無情的批評壓垮的學生，卻不怎麼同情。而我只是站起來，像講故事一樣談論我的病人，甚至沒有拿著小抄！我描述和病人見面的情形、她的樣子及表現、我對她的感覺、治療的進展情況、我向她承認自己在某些方面無知並向她請教，以及我表示對她講的東西很感興趣、她開始信任我。我盡我所能去幫助她，儘管我沒有多少招數可安慰她。

我說完後，現場沉默了很長一段時間。這讓我覺得很困惑，我只是做了一件對我來說十分容易而且又自然的事情。然後，這群精神分析師一個接一個對我的報告做出評價，儘管他們還是忍不住彼此爭個高下，說些諸如此類的話：「嗯，這個報告一目了然，沒有什麼可說的。我們沒有什麼意見。這是一個非常出色的案例，顯示了一種令人吃驚的、親密的關係。」

但我當時所做的，只是講了一個故事！這對我來說非常自然，毫不費力，然而這是一個讓我大開眼界的體驗：就在那個時刻、那樣的情景下，我找到了自己在這個世界上的位置。

對亞隆來說，這是一個讓他找到人生方向的時刻。每次想起、提到這件事，他都為之深深動容。某種意義上來說，從那時起，他的工作就是講故事——講關於他身為治療師與人相遇的故事、關於他指導我們與他人建立有意義的關係的故事。當他試圖在生命最深處與人相遇的時候、當他要與他人建立具有治療意義的關係時，他依然保持謙遜，讓人們來教他如何真正地瞭解他們。

那次的經驗也向亞隆指明了一條路，讓他走出求學期間那種被埋沒、無視的失落。過去，雖然他在學業上獲得優秀的成績，但無人慧眼獨具地看見他擁有某種獨特的天賦，而他自己也沒有意識到；然而就在那一刻，他生平第一次得到人們的認同，因為他做了一件他的老師們過去從未見過的事。

朱瑟琳：是什麼樣的勇氣，讓你能夠那樣做？

亞隆：現在想起來，那並不是什麼勇氣。這已經是五十年前的事了，我當時別無選擇——輪到我做案例報告，而我做案例報告的方式就是那樣。此後，每當我做案例報告，不管是實習教學或課堂講課，我都能讓聽眾全神貫注，我一直擁有這種能力。

朱瑟琳：可以說，當你向分析師們做案例報告時，他們都沉默下來，是因為再也不能用習慣的方式回應，而且用來一爭高下的模式也失效了。那時，你感覺到他們認為你做了一件值得注意、相當重要的事情，是嗎？

亞隆：沒錯，就是這樣。這件事發生在幾十年前，若現在讓我來解釋的話，我想到當時我講述的是一個精神疾病治療案例，用的卻是完全不同領域的方式來陳述，那是文學的、敘事的方式，而這超出了分析師們的專業範圍。他們習慣使用的專業術語、闡釋系統和我講的故事沒什麼關聯。當然，這只是我的看法，我真想回到過去，瞭解他們當時到底是怎麼想的。

朱瑟琳：講故事的方式有很多種，包括一般的案例報告也是一種，但你卻用與眾不同的方式來說。

亞隆：我不懂如何說故事，或者說，我對從技術角度來研究如何講故事一竅不通，但我懂得怎麼安排故事材料，進而創造出戲劇效果。

朱瑟琳：而且你也在故事裡面。

亞隆：對，我也在故事裡面。我講到我是怎樣跟她會面的、對她是同性戀這一點又是怎樣的一無所知，我講到自己的困窘，猜測她對一個承認自己對她的生活方式完全不懂的分析師談話會是怎樣的感覺？她可能擔心我是否接納她，並感覺我好像代表精神治療的世界跟她接觸，向她顯示這個世界對她一無所知，並且可能用某種方式排斥她。

朱瑟琳：你沒有批判她、沒有從病理的角度來看她，也沒有做其他類似的事情。事實上，你用很人性的方式和她建立關係。

亞隆：是的，確實如此。我沒有排斥她，恰恰相反，我向她坦承自己的無知，而這讓我們變得很親近，這是一種在誠實中鑄造起來的關係。

朱瑟琳：與此相對的是，從精神醫學或精神分析的角度來看，她會被診斷為有症狀或病理的患者。

亞隆：沒錯，我非常討厭對案例只做狹隘的病理分析的理論模式。

朱瑟琳：你在醫學院時就很不喜歡這樣嗎？

亞隆：在醫學院時就很討厭，我不喜歡許多精神科醫師身上那種超然、冷漠的態度。

朱瑟琳：但你還是很堅決地進入精神醫學領域，即使你很不喜歡這種做法。

亞隆：嗯，不過我也曾經動搖過，畢竟醫學裡有許多我喜歡的面向，例如我喜歡照顧別人、很想如同曼徹斯特醫生曾經對待我那般地對待別人，但我從未決定要在醫學領域深造，我下定決心投入精神醫學。事實上，那時我已經開始閱讀大量的精神醫學書籍了。

朱瑟琳：你都讀了些什麼？

亞隆：例如精神醫學的教科書，而且任何一本更具人道主義風格的書都會讓我著迷。林德納（Robert Lindner）的《五十分鐘的時刻》（*Fifty-Minute Hour*）剛好在那時出版，而朱利斯．麥斯門（Jules Masserman）寫的一本原理與實務的教科書對我最有啟發，那是一本另闢蹊徑之作。這本書我只看過一次，但記得他談到「根本信念」（ur-beliefs），也就是與生命有關的，更為基本的存在議題。

朱瑟琳：聽起來，是一種強烈的文學直覺帶你進入醫學院，而且你已經感覺到人們可以透過小說更深入地去瞭解這些。

亞隆：是的。我想特別提一下，從十歲患腮線炎時第一次讀《金銀島》（*Treasure Island*）開始，我就一直在閱讀小說，而且從來沒有中斷過，一本接一本地讀。每星期我都會帶一疊讀過的書到華盛頓的圖書館還書，然後再借其他書回家。我的閱讀範圍很廣，透過閱讀，我進入另一個世界、生活在一個可以交替轉換的世界裡。也許是因為小時候的生活環境很髒亂，所以書籍變成我的避難所。

朱瑟琳：「髒亂」的意思是指什麼呢？

亞隆：我住在一個很可怕的地方，那裡老鼠橫行，是個很糟糕的社區。在我家有很多噁心的蟑螂，半夜起床一打開燈，會看見到處都是大蟑螂爬來爬去，真的讓人毛骨悚然。那裡真是髒到不行，我一直無法克服對蟑螂的恐懼。

朱瑟琳：所以說，你閱讀小說是為了逃避這種惡劣的物質環境？

亞隆：也是逃避惡劣的心理環境。在華盛頓，我們住在黑人區，唯一一個白人家庭和我家隔了三條街，那裡還有另一間雜貨店。我有一個玩伴住那附近，但他對我不是很友善。我的朋友不多，大多是黑人孩子，我父母不准我帶他們到家裡來玩。

朱瑟琳：你唸的學校裡，是以白人孩子為主嗎？

亞隆：是的，當然是。那時華盛頓實施種族隔離，不只學校，甚至連電影院、餐館、泳池和噴泉式飲水機都一樣，以現在的角度來看簡直讓人難以置信。學校離我家有好幾個街區那麼遠，我要穿過好幾條街才能進入白人區，而我父親的商店離種族聚居分界線只有三條街的距離，分界線的另一頭就是白人區。

朱瑟琳： 出於種族隔離的目的，猶太人常被視同黑人。

亞隆： 沒錯，所以我和街區裡的黑人男孩關係更親密一些，跟那些土裡土氣的白人男孩卻比較疏遠。黑人孩子也經常保護我，讓我不受白人孩子的欺負。所以就像妳說的那樣沒錯，在這個區，猶太人孩子和黑人孩子間的關係，比和非猶太白人孩子間的關係要溫暖得多。

朱瑟琳： 你對外面的世界有什麼感覺？畢竟那時正值戰爭期間，這對你有什麼樣的影響？

亞隆：我記得我是透過新聞和新聞影片，知道當時發生了什麼事。我常看電影。離父親的商店只隔一個街區的地方，有間名叫西爾凡（Sylvan）的電影院，它在街道的拐角處，我甚至不用穿過街道就可以到那裡。我一星期去三次，反正只要不在街上閒逛，不管我做什麼，父母都會很高興。那裡通常有兩部電影同場放映，當然，大多是戰爭片，而且也常放映反映戰爭狀況的新聞片，於是這成為我藉以瞭解外面世界的主要管道。

我父母的興趣和關注的事物非常狹窄，他們總是為生存而忙碌：經營自己的生意、試圖賺到夠用的錢、盡快搬到一個更好的地方去住、奉養自己的父母，以及極其關心身在故國的親友。然而戰爭把一切音訊都阻隔了，直到戰爭結束，他們才能和故國親友互通音信。我父母在這裡的親戚和朋友，狀況也和他們一樣，這些親友全都住在我父母商店的另一側，或是商店旁邊。

朱瑟琳：你提到書籍變成你藉以逃避的方法，我們沿著這個話題談到你在逃避什麼、談到交替轉換的世界，以及你往返於交替轉換世界間的感覺。但這裡面似乎還有其他東西——你想瞭解人是怎麼一回事？

亞隆：是的，我不能否認這一點。在華盛頓特區公共圖書館的一樓，有一個陳列許多傳記的大書架深深吸引我。我從作者名字以A開頭的書開始，讀了各種有趣、奇異的傳記。在名字以A開頭的書中，我讀了亞歷山大大帝，以B開頭的傳記中，我讀了最偉大的鬥牛士貝爾蒙多（Belmondo），以C開頭的傳記中是泰．柯布（Ty Cobb）和羅馬皇帝康斯坦丁，以G開頭的傳記則是被稱為「華爾街女巫」的韓蒂．葛琳（Hetty Green），她是個吝嗇鬼，卻成為華爾街股票投資市場上的百萬富翁。我就這樣從頭到尾，按照字母順序隨機性地閱讀傳記。

回想起來，正如妳所說，我是在尋找一條途徑，去瞭解人是怎麼一回事和怎樣讓自己走出隔離區。在我周圍有一大群親戚和同伴，他們無知，雖然不笨卻缺乏教育，因為他們都不讀書。我從未看到他們中有任何人讀過一本書，或說點有品味的話，或出於興趣去看一場電影。我也從沒看過我父母讀過一本書——我身邊沒有一個人讓我能有所欽慕。

朱瑟琳：回到你在醫學院做案例報告的那個關鍵時刻，我想那確實是個重要的故事，因為那一刻除了讓你感覺被肯定（而這對你非常重要）之外，也是你第一次帶著對人的文學敏銳度，與當時方興未艾的精神分析進行直接對話。

亞隆：唸醫學院時，我開始讀佛洛伊德的書，他是個講故事的大師，雖然沒有因為文學才能獲得諾貝爾獎（儘管獲得多次提名），但也榮獲歌德獎。佛洛伊德很會講故事，我很喜歡讀他說的故事，但不喜歡他在故事的結尾用雜耍式的歪曲，削足適履地把病人套進他的性驅力理論。

當我在約翰．霍普金斯大學擔任精神科住院醫師時，遇到幾位指導老師，他們也是很會說故事的人，我對他們充滿敬佩。他們定期做案例報告，其中最棒的是一位名叫奧托．威爾（Otto Will）的精神醫學家，他是說故事的大師！他來到我面前，坐下來，不用任何講稿就開始提起一名五年來接受他治療的年輕病人。他的講述讓我著迷，以至於我總覺得時間過得太快，而同樣令人著迷的，還有一位路易士．希爾（Louis Hill）。我對他們非常敬仰，巴不得自己成為那樣的人。

朱瑟琳：你敬仰他們，是因為他們說故事的能力，還是因為他們幫助你理解了某些東西？

亞隆：呃，是因為他們非常有人情味。

朱瑟琳：非常有人情味？

亞隆：他們有人情味，因此用充滿人情味的話語說故事，不用任何專業術語，也不用任何方式貶低病人。他們講的是兩個人如何建立關係的故事，而我非常喜歡那樣的故事。蘇利文（Harry Stack Sullivan）說，心理治療是兩個人之間的關係——其中，一個人比另一個人更焦慮一些。

擔任住院醫師的第三年，我每週五都和懷特洪（John Whitehorn）見面，他是霍普金斯大學精神醫學系主任。我們在醫院觀摩他和病人的面談，他會花上兩、三個小時瞭解病人的生活狀況。他們的生活裡並沒有多少故事可講，然而，如果他們是種植咖啡的農民，他就向他們請教與咖啡有關的事情，例如怎麼種咖啡、咖啡在種植期會如何生長、為什麼把咖啡種在高一點的地方比種在低一點的地方更好等；如果病人是一位研究十六世紀歷史的學者，他會花上幾個小時詢問西班牙艦隊的起源與終結。

有時他進行面談的節奏讓我覺得有些不耐煩——他總那樣從容不迫——但一次又一次，我驚訝地聽到，病人開始慢慢顯露出其精神病特徵的思維和妄想系統中的多重因素。懷特洪是位智者，他反對流行的精神分析觀念和術語，一次次嘗試建立自己的理論。他運用常識，對每位病人的治療都是從零開始進行探索，並分別瞭解每個病人的故事，而且從不使用一套固定的模式去對待病人。我很贊同他的做法，在這個層面上，懷特洪一直活在我的心裡。

朱瑟琳：讓我們討論一下常識和人本主義好了。你以文學的敏感給化約論與精神分析領域帶來了人本思想和常識，它們表現為這樣一種能力：理解人們怎樣生活、這樣生活對他們意味著什麼，以及他們與你相遇對他們有何意義。這對整個精神醫學的診斷光譜來說——不管是過去還是現在——都具有同樣的意義。

所以，你也把這樣的思考方式帶給那些在生活中非常混亂的人，還有那些表面上可以健康生活卻陷入症狀或焦慮的人，甚至你對神經症患者和精神病患者也不加區分？

亞隆：沒錯，我從不愛那麼做，那會讓我在治療上變得過於蠻幹，因為基本上，有些病人是無法進行真正的溝通的。我們治療的對象大多是患有嚴重精神分裂症的病人，但我會用盡一切方式和他們溝通。

朱瑟琳：你覺得這麼做有效嗎？

亞隆：我突然想起一個病人，我都三十年沒想到她了。她叫做莎拉（Sara），患有緊張型精神分裂症，我每天都會和她進行一次面談。我接受的專業訓練告訴我，緊張型精神分裂症患者雖然對周遭環境漠不關心，卻能回憶起或記住發生的事情。於是，我每次跟她談大約半小時，就像閒聊一樣，我跟她聊我的日常生活，也會說一些我對她的內心活動所做的隨意猜測。她從不回答，雙眼只是空洞地盯著空中。

就這樣幾個月過去了，她的緊張型精神分裂症開始有所好轉。我問她，這幾個月來我一直過來跟她談話，對她有意義嗎？我說自己其實不太相信這對她有什麼必要，因為她看上去總是心不在焉。我永遠都不會忘記她的回答：「噢，亞隆醫生，在那些日子裡，你就是我用以維繫生命的食糧。」

我非常感動，她讓我明白：要信任這種關係，不必追求立竿見影的反應。

朱瑟琳：你讓自己和他們在一起，以便為他們提供幫助。

亞隆：是的。我盡力讓自己跟他們在一起，以便為他們提供幫助，也盡力從我的經驗裡學習。我個人帶有破除偶像的傾向，我想這導致我沒有從大多數督導身上得到什麼幫助——尤其是那些採用消極的或過於生物學的、診斷性的或公式化治療方法的督導。

朱瑟琳：那麼，當你向督導描述你的面談情況時會發生什麼事？他們對你的做法有什麼樣的反應？

亞隆：擔任住院醫師剛滿一年時，懷特洪把我叫進他的辦公室，對我第一年的工作做出這樣的評價：「亞隆醫生，你的督導們一致認為，如果你花更多的時間努力去發現患者知道什麼，而不是去關注他們不知道什麼，你會有更大的收穫。」

我努力尋找更好的工作方法，但一切似乎都怪怪的，唯一可以肯定的是，我的分析師們所做的一切對我都不怎麼合適。我一進入住院醫師階段，就和來自巴爾的摩—華盛頓精神分析學院（Baltimore-Washington Analytic Institute）的分析師開始長達七百個小時的精神分析訓練。

朱瑟琳：是什麼東西讓你覺得怪怪的？

亞隆：是冷漠，就是那種診斷的態度。要知道，在這樣一個地方工作，住院醫師在第一年就得面對最棘手、最難以治療的病人，而且被要求對他們進行治療。將最棘手的病人安排給剛入門的住院醫師，這種做法是一個不幸的錯誤，但這在大部分培訓項目中卻已司空見慣。

朱瑟琳：然而，你最重視的是和病人建立承諾且投入的情感關係。

亞隆：我閱讀偉大的小說並從中學習，又在無意識中以之作為借鏡。那時，我妻子（編案：瑪莉蓮．亞隆）正在攻讀比較文學博士學位，她的研究主題是卡繆（Camus）和卡夫卡（Kafka）。我非常仔細地閱讀他們的著作，並認為他們的思想對精神醫學頗有幫助，然而兩者之間卻存在莫大的鴻溝。我的許多同學和督導對他們的作品並不瞭解，懷特洪博士壓根兒就不知道卡夫卡是什麼人，於是我送他一本卡夫卡的書，他讀了，但說看不懂。我意識到，我從文學中借鑒了某些東西，雖然我不能清楚地描述它們到底是什麼，但我能用某種比精神動力更偉大的智慧幫助病人。

擔任住院醫師期間，我如飢似渴地閱讀這個專業領域的書籍。我讀了佛洛伊德和蘇利文的所有論著，我非常喜歡荷妮（Karren Horney），她的思想清晰而明快，佛洛姆（Erich Fromm）也一樣，還有奧托．蘭克（Otto Rank）。他們將古老世界的智慧融入自己的觀點，但他們不是化約論者。

朱瑟琳：這讓我想到一個我很感興趣的問題。多年來，我為許多治療師提供督導和訓練，他們中有許多人進入治療工作時帶著這種想法：只要自己有人情味、和病人建立人性化的關係，就會產生治療效果。但情況並非這樣。當然你也知道這一點，我相信你有過、同樣也督導過這樣的人，他們會對你說：「我只要在治療中表現出人的溫情就可以了。」

對我而言，這一點似乎很難用語言說清楚。你的敏感能力自一開始——加上經過這些年的發展——基本上來說就是人本主義的立場，你鄙視任何與本能化約論、漠然、類別化傾向相關的東西。但是，你的生命裡還有另外一種東西，它不是那種簡單的「友善待人」式的人本主義。當你談起智慧之類的東西時，我認為你離那種東西更接近。我不確定你會用什麼詞語來描述它，因為它來自於你的內部，你的思想中確實存在某種東西，這種東西和諸如羅傑斯學派的人本主義（Rogerian humanism）又是不同的。

亞隆：我從偉大的思想家那裡獲得啟示，例如，如果一個病人談到厭惡自己，我會和他談論卡夫卡的小說《變形記》（*Metamorphosis*）。這就是我用的典型方法——我想向病人傳遞的是，偉大的思想家也曾面對過同樣的問題。我一直大量閱讀柏拉圖和伊比鳩魯（Epicurus）的著作，並發現我不斷把他們的許多思想用於我的面談治療中。對大多數人來說，當他們意識到偉大的思想家們也曾苦苦思考這些沒有答案的問題，這本身就頗具激勵作用。

朱瑟琳：因為在他們看來似乎並不重要的問題，實際上是偉大的哲學議題。

亞隆：的確如此。閱讀伊比鳩魯的書對我大有裨益，他那有關消除死亡恐懼的觀點讓人茅塞頓開，在這一點上，古往今來沒有人有更好的見解，所以當我治療患有死亡恐懼的病人時，就會引用他的著作。

朱瑟琳：我記得你說，是在擔任精神科住院醫師期間開始研修哲學，而且是從接觸羅素開始進入哲學領域。

亞隆：是的，但那時我已開始閱讀其他哲學家的著作，而且當然是跟存在思想取徑相關的哲學家，例如卡繆、沙特（Sartre）、卡夫卡、斯湯達爾（Stendhal），以及最重要的杜斯妥也夫斯基。這些人都是偉大的心理學家。

我認為心理學的歷史可以追溯到兩千年前，那些說心理學誕生於十九世紀的觀念真的錯得很誇張。進入史丹佛大學（Stanford University）後，我繼續接受專業教育，並旁聽了許多哲學課，包括海德格（Heidegger），那門課我重聽了好幾次，還有現象學誕生背景與尼采（Nietzsche）、齊克果（Kierkegaard）、沙特、柏拉圖和亞里斯多德。我在哲學領域上是位好學不輟的學生。

我有一個很好的朋友名叫達可芬．弗列斯多（Dagfin Follesdal），他是挪威哲學家，我在史丹佛讀書時曾聽他講授胡塞爾（Husserl）與海德格的課。後來，我們在史丹佛聯合講授一門課程，試圖在這門課裡把哲學和精神醫學結合在一起。

在我開始工作的頭幾年，我忙著撰寫團體治療教材，但我的團體治療思想深處，卻流淌著存在心理治療的思想取徑，這些並行不悖的興趣從一開始就存在，雖然它們在某種程度上是不相關的。

朱瑟琳：這種對哲學的興趣是否引發或影響了你對團體治療的興趣？你自己覺得呢？

亞隆：不是這樣的。我會對團體治療產生興趣，應歸功於傑里．法蘭克（Jerome Frank），我在霍普金斯大學當住院醫師的第一年，曾觀摩他的治療團體。在霍普金斯大學的各種治療方法中，人際互動模式的方法是我最感興趣的。

在這一點上，蘇利文的觀念比某些傳統的精神分析思想更恰當和重要，他提到要和人建立聯結、強調同儕關係的觀念，對我非常有意義，它們是團體治療的關鍵。我在工作上一直帶領治療團體，在我看來，團體治療對促進改變是非常有力、有效的工具。

結束霍普金斯的住院醫師生涯後我進入軍隊，主要工作是帶領由軍官和軍官的妻子們所組成的團體。我每天帶領住院病人團體，同時訓練一個精神科住院醫師的體驗性團體。

朱瑟琳：從一個人際互動的視域嗎？

亞隆：對，我都按人際互動的原則進行。那時在帶領團體時，我主要遵循的也是人本主義觀念，盡量讓自己成為一個參與團體的觀察者，所以在帶領團隊的過程中，我自己也成為團體中的一員，並逐漸嘗試更多的自我揭露。在這一點上，我和傑里．法蘭克用的方式（我曾跟他學習）不太一樣，傑里本人從不真正成為團體的一員，他只告訴人們應該如何交流，並對交流中出現的問題和情況做出評判。他很少把注意力放在自己身上，也不會向團體成員揭露自己。

朱瑟琳：我想瞭解的，正是關於你是如何成為治療師或團體治療師的成長過程。通常初出茅廬的治療師會靠理論、概念、精闢用語或警句來指導自己負責的治療，在團體治療中更是如此，他們這樣做的原因之一，是為了應付治療過程中難以抗拒的複雜性。人們依賴知識和概念是為了讓心裡踏實一點，並進一步驅除令人不安的不確定感。

所以，當我嘗試理解你是如何成為一位治療師時，我發現，一來在團體治療領域並沒有多少可供借鑒的理論，因為那時你也還沒有寫出自己的書來；二來，傑里並不在你身邊，因為他住巴爾的摩，而你住在夏威夷，而且那時也沒有網路、電子郵件和長途電話，所以你只能靠自己。除此之外，沒有別的治療師可以跟你合作帶領團體治療，而且我猜，也沒有誰可以為團體治療提供督導，因為團體治療完全是一個新的嘗試。

亞隆：沒錯，幾乎沒有什麼資源可以使用。我完全是摸著石頭過河，這讓我感到焦慮，如坐針氈。

朱瑟琳：這正是我想瞭解的。在一個完全陌生的環境裡，又沒有一套比較熟練的方法，而且又捨棄精神科醫師用來保護自己免受焦慮的那套神奇術語，在這種情況下，你是怎麼讓自己投入治療工作的呢？而且還有另外一個問題是，你輔導的是軍官和軍官的家人們，他們並不是「精神醫學」定義上的患者，所以你得用不同的方式把不同類型的人組成治療團體。對自己做的這一切，你有什麼想法？

還有，你並不是因為難以融入那種場景，所以讓自己表現得「具有人情味」或隨和地說：「嗨，我是歐文，讓我們坐下來聊聊。」這不是你的方式。你這樣做的時候一定抱持著某種觀點、某種思考方式吧？雖然我知道這個問題很難回答。

亞隆：我難以重現自己成為一個治療師的過程，但首先我要重申的是：我讓自己面對大量的不確定因素，而這對驗證我的操作方法是不可或缺的。也許一個人有多願意嘗試新方法，取決於他能承受多少焦慮。在某種程度上，我算是很習慣承受焦慮，因為我一生都是如此，早就習以為常了。第一次帶住院醫師的團體並不容易，我知道在這個過程中，這些只比我年輕幾歲的專業人士們也在衡量我、評估我，但我強烈地覺得自己有一些東西需要教導他們。

在軍隊裡工作時，有幾位優秀的同事很支持我，我在檀香山也遇到幾位精神科醫師，我們成立了一個討論小組，每週或每兩週在其中一個成員家聚會並相互報告自己的案例，這對我有很大的幫助，而且我還發明了一種精神科醫師專用的撲克牌遊戲。

在軍隊服役結束後，史丹佛大學聘請亞隆擔任教職，這多半得歸功於他以前的老師懷特洪寫了一封熱情洋溢的推薦信。懷特洪在信裡極有先見之明地預測，亞隆將會「成為美國精神醫學領域的領袖人物」。亞隆一直在史丹佛大學任教，直到一九九四年退休為止。

亞隆：剛到史丹佛大學的前幾年，我在團體治療的技巧和知識上有很大的進展，我從國家訓練實驗室（NLT）、訓練團體（training group），以及此後的會心團體（encounter movement）等團體活動中學到許多有關團體治療的東西。

我以成員身分加入箭頭湖（Lake Arrowhead）的國家訓練實驗室，那裡有很多研討班和講座之類的短期課程，但「T」團體是最主要的活動（「T」表示「訓練」，指人際互動關係的訓練）。

我參加的小組由一位聰穎的心理治療學家帶領，她的名字叫桃樂絲．西米諾．加伍德（Dorothy Semenow Garwood），後來我們變成了一輩子的朋友。桃樂絲天資聰穎，在進入心理學領域前就取得加州理工學院（California Institute Technology）的化學博士學位——這是加州理工學院首次將化學領域的博士學位授予女性。

團體治療一開始，她就說了一句話：「我要大家完全專注於此時此地的當下體驗。」這句話讓我驚訝到呆住了。這種做法我前所未聞，雖然我曾在自己的團體治療中這樣暗示過，但她竟然在小組治療中毫不遲疑、開門見山地說出來，而且表達得如此清晰明確。我當時覺得：「妳瘋了嗎？我們對彼此一無所知，怎麼可能做到專注於當下的體驗？我們彼此完全不瞭解，只能從零開始！」

接著有些團體成員（這個團體大約有十二名成員）開始說話，說沉默的時候他們覺得很不自在；另一些成員則說「我沒有感到不自在」，或者說對她（桃樂絲）限制大家要怎麼做很生氣。很快地，我們開始探討為什麼有人生氣，有人不生氣，為什麼有的人平靜，有的人感到不安，有的人感到害羞？不到二十分鐘，這個團體創造了一個「此時此地當下體驗」的歷史，活動進行得如火如荼。

這是一個非常重要的體驗，回想起來，我一回到史丹佛大學，就立刻開始在我的治療團體中更加明確地提出「關注此時此地當下體驗」，而且發現，用來進行「關注此時此地當下體驗」的時間在團體治療中變成最寶貴的時間。還有一些重要的事情也在箭頭湖發生，例如在有一百人參加的體驗性團體裡，我是唯一（除領導者之外）的精神科醫師，得照顧其中一個小組裡一位精神病發作的成員，我要帶他到急診室、想辦法讓他平靜下來，並安排他的家人帶他回家。這讓我對團體力量有更多的認識，我意識到對參加人員進行篩選是十分重要的、領導不力也會為團體帶來危險。

後來我以團體帶領者的身分參與國家訓練實驗室的訓練課程，並帶領該課程的團體治療，此外也為另一個機構主持為期一週的總經理（CEO）團體訓練。我從國家訓練實驗室的課程中學到許多東西，並運用到團體治療上。

朱瑟琳：你是從什麼時候開始寫《團體心理治療的理論與實務》的？

亞隆：那個時候，我已經開始在腦海裡醞釀這本書了，但真正展開寫作是在一九六七到六八年間，當時我在倫敦的塔維斯托克診所（Tavistock Clinic）擔任為期一年的國家精神健康機構（NIMH）研究員。

在史丹佛大學任教時，我當過門診部的副主任，主要負責主持一個大型的團體治療項目。我們有二十四位住院醫師，每個人都要帶領一個治療團體，所以我們的門診裡有許多治療團體，通常有五十到六十位病人等著進入治療團體。我有大量的機會進行臨床研究，而且還在為期一年的體驗性團體裡帶領其中每一班級的住院醫師。

朱瑟琳：全部的治療團體都由你督導嗎？

亞隆：我在臨床專任醫師團成員中成立了一個督導團隊，從團體中又挑選出大約十位具有團體治療技巧的優秀治療師。那時，私人執業的治療師大多做團隊治療，所以我成立了一批素質很好的督導幹部。我也督導幾個由住院醫師組成的團體，每個團體帶領一次治療團體後，都會接受一小時的督導，另外我還指導研討班，所以在這個過程中，我開始整理自己的觀念與想法，最後寫出了《團體心理治療的理論與實務》這本書。

就像我曾經觀摩傑里・法蘭克的團體治療一樣，所有住院醫師在第一年都要觀摩我帶領的團體治療。每次團體治療結束後我們會交談一小時，這代表我花許多時間提供指導，但現在，精神科住院醫師在整整三年訓練期內接受的心理治療訓練還不如那時候一年的多，而且他們幾乎沒有接受任何團體治療方面的訓練。

朱瑟琳：除了這些，你還教這些住院醫師文學的、以人為中心的、以人與人之間的關係為焦點的方法，再加上你對「此時此地當下體驗」的新的理解。

亞隆：嗯，是的。在那之後不久，我開始進行一項實驗，也就是以成員的身分參與團體，並且更常揭露自己。我沿著這個方式繼續探索下去，決定把觀察過程進一步結合到治療團體裡，並在觀察過程上做了更激進的實驗，例如有好幾年，當每次團體會晤要結束時，我會要求團體成員和觀察員交換位置，讓團體成員進入觀察室，觀看一個我們重新編制的活動——住院醫師們和我在裡面討論這個治療團體。這就是一種揭露。

朱瑟琳：所以你所做的自我揭露，是一種此時此地當下體驗的自我揭露？

亞隆：沒錯，讓團體成員聽見觀察員和團體帶領者討論這個團體，這種做法前所未有，而且把本來會讓成員感到煩擾的觀察過程變成對他們有價值的活動。他們開始期待去觀察那些觀察員，而他們對觀察員的回應自然成為下次團體會晤過程中的內容。

我很早開始就有為每次團體會晤寫總結的習慣，記下我對自己所作所為的感想、團體成員在哪些方面對我感到滿意、為什麼我在團體中為自己說的話感到遺憾等等，而且每一週都會把這些總結發給學員。當我撰寫《團體心理治療的理論與實務》時，早已累積了上千份團體治療的總結材料，書中那些反映臨床經驗的片斷都是從這裡來的。

朱瑟琳：也就是說，你第一個想寫的就是這本團體治療的教材？

亞隆：是的。在那之前，我只在專業刊物上發表過與團體治療相關的研究項目的論文，例如有個項目是，我們對一年內從診所舉辦的治療團體中退出的三十位成員進行訪談，瞭解他們退出的原因。我開始研究團體會晤的持續時間，例如設定一個十二小時的團體會晤，或是安排出去度週末的團體活動。我還做過一個項目是，是否能舉辦一個馬拉松團體或一個全週末團體，促使在個別治療中陷入僵局的人能有所改變？

過了一陣子，我逐漸對經驗實證的心理治療研究大失所望。我舉一個讓我不再對效果研究感興趣的體驗。就像在這個領域的每位研究者一樣，我很自然地對心理治療的效果以及測量效果的各種方法非常感興趣，於是想透過某種方法來真正解決這個問題：我徵得許多病人的同意，在他們開始接受治療前，先由一位經驗豐富的治療師對他們進行半結構化的調查訪談，然後在他們接受治療的第三個月和六個月，治療師再次對他們進行調查訪談，而我用錄影機錄下這三次調查訪談的全部內容。

和病人進行訪談的人（即希德．布洛赫〔Sid Bloch〕，後來在澳大利亞繼續發展其卓越的學術生涯）技術十分嫻熟，三次訪談主題都集中在瞭解病人對自己生活中主要問題的看法，以及由每個相關問題所引發的情緒困擾或功能障礙的程度。

我召集這個領域的治療師，其中每個人都有十五到二十年的治療經驗，是整個史丹佛大學最優秀的精神科醫師與心理治療學家。他們自願參與這項研究，花了至少半天時間來看三個階段的錄影，然後用各種嚴格的評分標準對每個主要問題進行評估。我想，這樣一來一定會得出一個可靠的評定結果，因為我們不是使用簡單的紙筆測驗式的自我評定，而且評估的執行者不是沒有經驗的研究助理，而是頂尖的臨床專家，他們全是精英中的精英。

但結果出乎預料，它們之間的關聯度為零，在病人是否得到改善、主要問題是什麼等問題上有極大的差異。這種結果令人難以置信，當然這項研究也從未發表，因為那時候，沒有一本雜誌會發表這種完全只有負面結論的研究。那不僅是我最後一次從事這一類的研究，而且從此之後我再也不相信效果研究。差不多就是那時，我開始計畫寫《存在心理治療》（*Existential Psychotherapy*）。

如前面所說的，我是在倫敦休安息年假的研究員期間寫《團體心理治療的理論與實務》。最初我寫了兩章，後來它們成為那本書的中間章節，內容以研究資料為依據，其中包括大量廣泛涉及團體治療的文獻資料，寫得十分詳盡——由此可見，我算得上是個一絲不苟的學者。

我就這樣寫了這兩章，一章是探討團體治療如何選擇病人，另一章是探討如何組織並成立團體。因為當時的情況比較特別，我手邊總有五十個等待加入團體的病人，所以能根據一些預先設定的甄選特徵，把這些人安排到不同的團體裡，例如我把十位具有某類特徵的人安排在同一個團體，把十位具有另一種特徵的人安排到另一個團體，然後再根據退出人數和凝聚力等因素來觀察這些團體。在最初的幾年裡，這讓我對選擇病人和組合團體獲得許多瞭解。

這兩章非常學術性，精確而詳盡，但讀來十分乏味。寫完後，史丹佛大學的系主任大衛．漢伯格（Dave Hamburg）到倫敦來看我，說史丹佛大學已授予我終身教職。

從那一刻開始，我決定用一種不同的方式寫作，一種可以與讀者親切交流的寫作方式。直到現在，《團體心理治療的理論與實務》已經第五次改版，其中為教授評定委員會寫的那兩章與本書的整體風格格格不入，顯得相當奇怪。

朱瑟琳：這兩章在書中仍保留本來的樣子吧？

亞隆：是呀，之所以保留它們本來的樣子，是因為這個主題很重要，但它們讀來枯燥、晦澀也是事實，雖然之後四次改版時我都盡力修改，卻一直無法讓它們變得可愛一點。而這本書的其他部分是我用敘事方式寫出來的，裡面有很多故事，一個接一個，每一小段都是一個故事。

朱瑟琳：在這個領域的教科書裡，這本書代表著一種全新的寫作風格吧？

亞隆：對，我已經說不出有多少次，學生們跟我說他們非常喜歡這本書，因為它讀起來很像小說，這讓他們願意忍受其中某些枯燥的理論段落，因為他們知道某個小故事正在下面一段等著他們，或者諸如此類的話。

朱瑟琳：你是自然而然地用這種方式寫作的嗎？

亞隆：當然。

朱瑟琳：所以你的寫作並不是出於「我要標新立異」，而是，你對自己說「我只是在嘗試與人交流」？

亞隆：確實如此，我只是想和讀者交流，所以在寫作上達到清晰和生動是最重要的。我的寫作有一個基本原則：永遠不要寫一句自己都不懂的話。

的確，亞隆是在與人交流，他的對象是全世界無數的心理治療師和學習心理治療的人。這些人從亞隆的故事體描述裡、從他那融匯了源於哲學與偉大文學的智慧故事裡，學到了學術的或教科書式的表述方式無法傳授的東西，也就是如何與病人「相處」。

他寫的第一本書《團體心理治療的理論與實務》迄今已是第五次改版，公認是精神健康文獻中的聖經，更被翻譯成十七種語言。三十八年過去了，書中的思想依然經得起時間的考驗。正如前面所說的，第一次看見亞隆著作的那一刻起，我便找到了我的榜樣，決定成為一位像他那樣的治療師，全心全意地陪伴病人、坦誠、充滿溫柔。有無數治療師也和我一樣，深受他的影響。

在下面的四章裡，我將追尋亞隆思想中最重要的觀念，以及伴隨他執業生涯發展的思想演變軌跡。

原註：

1. 本書第一章及第六章的對話文字，取自二〇〇七年進行的訪談，並經亞隆審閱及編輯。

〈第二章〉

存在的困境與困境之外的……

我們孤單地進入這個世界，又孤單地離開，而在我們活在世上的日子裡，總是必須設法處理這種存在的張力：一方面我們渴望與他人建立關係，另一方面卻又明白自己是孤單的。

亞隆在他的團體治療教材《團體心理治療的理論與實務》裡，試圖詳細描述團體治療是如何產生療癒效果的。鑒於治療團體類別繁多，是否有些共同的療效因素在所有治療中起作用呢？亞隆圍繞一系列療效因素作為本書的架構，並用說故事的方式對每項因素加以說明。這些故事說明了治療團體如何（排除其他可能的療效因素）向團體成員注入希望、提供利他思想的機會——也就是透過把有價值的東西給予他人而獲得正向的改變。治療團體也提供了一個平台，使成員之間可以彼此傳達資訊，學習與人溝通的新技巧。最重要的是，如果治療團體帶領得好，它能夠讓病人有機會瞭解自己是如何與人相處的、他們對別人有什麼樣的影響力，以及他們對別人有什麼樣的需求。

亞隆相信，病人之所以會有症狀出現，是因為在生活中他們與別人的關係被扭曲了，以至於無法從他人那裡得到他們需要的東西。要幫助他們處理這些困難，最好的方法是瞭解他們與人相處的方式，向他們指出要在這些方面做出改變，使他們能建立起讓自己更滿意和更有意義的關係。例如，如果從人際關係的角度來看，憂鬱症反映出的問題可以說是消極和孤立，或者缺乏向他人表達憤怒的能力，或是對被孤立的恐懼難以抵抗。

在團體治療裡，治療者不一定真的會問病人在人際關係上有何困擾，但隨著治療過程展開，這些會自然顯露出來。治療師的主要任務之一，就是創造一個有凝聚力的團體，讓成員們能夠投入團體活動，如此一來，團體就變成反映每個人社交世界的縮影，並透過讓成員將注意力集中在「此時此地發生了什麼」，也就是專注於當下的體驗，幫助成員獲得領悟。

要做好這一點，治療師必須公開地討論他們對病人的感受，並能敏銳地觀察成員對他們的反應，以及和成員之間的反應，因此治療師必須具備大量的技巧、機智和同理（empathy），而亞隆可以提供出自自身經驗的許多實例，幫助治療師發展這種能力。

這些年來，讓其著作在多次改版的過程中保持與時俱進，對亞隆來說是一個挑戰。他不僅持續閱讀不斷發展、變化的團體治療文獻，還堅持在自己從事團體治療的過程中做詳細的記錄，才能不斷對書中的材料進行更新【原註2】。與此同時，亞隆還不斷拓展他所帶領的團體治療類型，讓自己能在更多不同的場合裡舉辦團體治療，從而繼續瞭解其中的發展變化，例如帶領喪子父母團體、愛滋病患者團體、被判有罪的殺人犯團體、公司總經理團體、性偏差團體，以及癌症患者團體等，他從這些團體治療中學到的東西，拓展了他對人的境遇的普遍性理解。

隨著第一本書備受讚譽，以及他在史丹佛大學獲得終身教職，亞隆自此放心、大膽地沿著興趣進行無止盡的探求，也就是於存在心理治療領域中進行創建，或至少對之做出進一步的闡述。在哲學及文學領域進行了多年的閱讀之後，亞隆擔起一項艱巨的任務：把哲學和文學的思想體系，與心理治療理論整合。他在花費十年時間寫成的《存在心理治療》一書中，描述人如何在對自身境遇的深層覺察中與自己相遇。存在心理治療並非認知—行為或精神分析那樣的「治療學派」，它代表的是一種有關人類經驗的思考方式，這種思考方式可以（或許也應該）被整合到所有的療法裡。

在這本書中，主要的重點除了如何讓具有各種傾向的治療師更關注生命的普遍性問題，同時他也深思屬於「終極關懷」的那些永恆、無法駕馭的主題：死亡、自由、孤立和無意義。這本書既是治療師的指南，也是一本存在心理治療的書，任何讀過這本書的人都會在讀完之後深受感動，也會變得更加睿智，就像剛與某個人相談甚久，而這個人毫不畏縮地願意與他們共度生命中最深層、最痛苦的困境。

亞隆透過說故事，結合了存在心理治療與古典治療的方法。以下這個故事是他的作品中我最喜愛的故事之一，也是我重述許多次的故事：亞隆參加一個烹飪班，亞美尼亞籍老師的英語並不好，主要靠示範來教授做菜技巧。雖然亞隆非常努力，還是無法做出像烹飪老師一樣味道的佳餚，於是他更仔細地觀察老師的一舉一動。某次上課時他注意到，老師在準備工作完成後把菜遞給助理，助理再將菜放入烤箱裡，此時助理的舉動讓亞隆大吃一驚，從而恍然大悟——他注意到助理把菜放進烤箱前，在菜上面撒了一把用各式香料配成的調味料——原來這才是美味的精髓之處！

亞隆把這些「添加物」比喻成治療師與病人發生互動作用的能力，它們並不在治療師的理論「祕方」中用概念的形式顯現出來，卻「潤物細無聲」地發生影響。也許，這些記錄上看不見的添加物才是關鍵所在，它們可以用來說明人們所共同關心的問題。

《存在心理治療》的前幾頁，亞隆問道：在精神醫學的辭典裡，我們能找到諸如「選擇」、「責任」、「死亡」、「生活目的」這樣的詞語嗎？所有治療師都知道，這些恰恰是病人最關心的問題。亞隆寫這本書的目的，正是要把關注重點從「症狀」診斷轉移到這些終極關懷上，因為它們才是心理治療應該關注的焦點。

亞隆用諸如真誠（authenticity）及同情（compassion）的概念來確立存在心理治療師的立場，但他的書中始終貫徹的一個中心喻詞，便是「旅程中的同伴」（fellow traveler）。我們每個人，不管病人還是治療師，或者只是身為一個人，都必須面對這些事實——我們最終會死亡、我們在宇宙中會感到孤獨、我們在生活中尋找意義、覺察自由，並為自己的生活負起責任——並與之達成和解。明智的治療師知道，這些都是我們必須一起努力處理的問題，治療師只在這一點上享有特權：他盡力讓自己誠實地談論這些問題所涉及的各個層面。根據亞隆的描繪，治療師也和大家一樣是「普通人」（Everyman）。

其實，這些基本的存在議題並非第一次被提出，亞隆指出，有史以來哲學家、神學家和詩人們從未停止過對這些問題的苦苦思考。亞隆的貢獻在於，他將這些思想進行組織及彙整，把它們變成可以在心理治療面談室裡使用的語言，並用坦率的方式表達出來；但它們並不是任何人都可以輕鬆談論的話題，畢竟和病人談憂鬱症的藥物治療，比跟他談論尋找生命的意義要讓人舒服得多。

對終極自由的覺察總會伴隨著恐懼。在西方文化裡，「自由」是受到珍視的價值，如果誠實地觀察我們自由的程度，我們會發現其缺乏外部的結構。我們所棲身的宇宙並沒有一套內在的機制以保障我們可以自由地創造自己的生活，而既然生活沒有能依憑的根基，我們便得對自己的選擇負責。

的確，我們可以這麼看待治療活動：案主從中主動提升自己的自由，亦即從破壞性的習慣裡解放自己、從自我束縛裡解放自己等諸如此類；然而亞隆使用「自由」這個詞彙並不是指政治自由，也不是指一個人提升自己的心理覺察而為生活帶來更多的可能性，他說的是一種伴隨著巨大責任感的自由，一種深沉的、令人敬畏的自由，人們如此害怕這種自由以至於歸順獨裁者、大師和神，從而讓自己解除這項重負，這便是亞隆很喜歡、並常引用佛洛姆說的「渴望順服」（the lust for submission）。

到最後，我們都要對自己在這個世界的體驗、以及對這個世界的體驗「負責」。亞隆認為責任與自由密切相關，我們得對自己在生活中所創造的意義負責、對自己所有的行為負責、對自己想做而未能做到的事情負責。從這個定義上來看「責任」讓人感到頗為不安。宇宙中的一切都是不可預測的，當我們意識到這一點，我們所有的一切，包括最珍視的理念、最高尚的真理、建立信念的基石都會受到打擊，此外還得承受一項重擔：我們體認到自己必須負責。用沙特的話來說就是，我們是自身一切經驗那「無可爭議的作者」。

「意志」是用以輔助「責任」的，亞隆承認這個概念在近年的社會科學中已不再受到重視，反而被「動機」之類的詞彙替代，但他反對這種替代，因為它聲稱個人的行為是由某個動機引起，而這種解釋等於否認了個人得對自己的行為承擔基本責任。「動機可能影響意志，但並不能取代意志，個體依然可以選擇按某種方式採取行動，也可以選擇不按某種方式採取行動。」【原註3】人們對自己的決定有責任，如果取消這種責任，人就失去真誠，只能活在沙特所說的「自欺」（bad faith）狀態裡。

出於對終極自由的恐懼，人們樹立過度防禦的牆，而有些防禦導致了心理病態。心理治療在某種程度上，可說是幫助一個人承擔起他對自身經驗的責任。在亞隆看來，治療師的主要任務之一就是幫助病人意識到，他們是如何用自己的決定和行動創造了一個環境，並從那裡面發現了自己（這通常是反覆發生的）。亞隆借用佛洛姆的話表達自己的看法：「存在的自由是無法逃避的。」

另一個終極關懷是存在的孤立感，即人會在宇宙中感到孤單，雖然我們可以透過與他人建立關係來緩解這種感覺，但它一直存在。我們孤單地進入這個世界，又孤單地離開，而在我們活在世上的日子裡，總是必須設法處理這種存在的張力：一方面我們渴望與他人建立關係，另一方面卻又明白自己是孤單的。

孤單感與孤獨感是不同的，這也是心理治療中普遍存在的問題。孤獨感源自遭受親密關係斷裂的社會的、地理的、文化的因素，或是出於個體缺乏社交技巧，又或是個體的個性無法發展親密關係，這些於團體治療中屢試不爽；但存在的孤立感是更深層的感受，位於底層的孤立感牢牢地附著於存在，簡直是自我和他人之間不可跨越的鴻溝。人總得獨自死去——這是我們能夠意識到的一種最常見的體驗，也是詩人與作家創作的共同主題，但許多人是在其他情況下被存在那孤立的恐懼包圍，從而受到觸動：也許是在某些時刻，他們意識到這世上沒有人會想起他們，於是感到恐懼，或是一個人獨自走在異國某個空寂無人的沙灘上時，也可能被那種恐懼擊中：「就在此時此刻，沒有人知道我在哪裡。」如果一個人不會被其他人想起，這個人是真實存在的嗎？

在對那些喪偶的人進行治療時，讓亞隆深受震撼的不僅是他們的孤獨感，還有與此相伴的絕望感，那是一種不被關注的生活（unobserved life）——沒有人知道他們什麼時候回家、什麼時候上床睡覺、什麼時候醒來。許多人選擇維持極不滿意的關係，只因為渴望有某個人能見證他們的生活，能幫助他們緩解一下那種存在的孤立感。

在醫病關係上，專業文獻中充滿有關相遇（encounter）、真誠、恰如其分的同理、無條件的積極關注（unconditional regard），以及「我—你」（I-thou）關係的討論。深度連結的感覺儘管不能「解決」存在的孤立感，卻能提供慰藉。亞隆談到，在他的癌症患者團體中有位成員曾說：「我知道，我們是在黑暗中行駛的一艘艘航船，每個人都是一艘孤獨的船，但是，看到鄰近的其他船隻上漂移閃爍的燈光，依然會感覺到莫大的寬慰。」話雖如此，我們終究是孤單的，這一點治療師也無法改變。亞隆認為治療中有個重要的里程碑，就是病人認識到「有那樣一個臨界點，超過了這個臨界點，他們（治療師）就再也無法提供什麼。正如同生活中的情況一樣，治療中存在著一個不可逃避的基質，就是孤獨地工作和孤獨地存在。」【原註4】

所有人都必須在生活中尋找意義，儘管沒有一樣意義是絕對的，也沒有一樣意義是白白賜予我們的。我們創造了自己的世界，我們必須自己回答為什麼我們活著、我們應該怎樣活著。我們主要的生活任務之一，就是在生活中創造一個夠堅定的目的來支撐生活，然而通常我們會否認自己是這個目的的原作者，對我們來說，這目的似乎是在「某個地方」等著我們。我們不斷追尋一種被賦予基本目的的生活模式，但這常讓我們陷入危機。治療師往往意識不到，更多的個體尋求心理治療是因為關心生活的目的，因此他們有各種不同形式的抱怨：「我對一切都沒有熱情。」「我為什麼要活著？生活一定有某種更深層的意義。」「我覺得好空虛——努力讓自己出人頭地其實沒有什麼意義，不過是白費力氣。」「雖然已經五十歲了，我還是不知道長大後要做什麼。」

亞隆在美國精神醫學會的一次演講中，引用了一個令人難忘的故事，這個故事來自艾倫・惠理斯（Allen Wheelis）【原註5】，和他與他的那隻名叫蒙提（Monty）

的狗有關。故事是這樣的：

如果我彎腰撿起一根小棍子，牠會馬上跑到我前面，於是一件有重大意義的事情發生了：牠有了一個使命。……牠從來不會對這個使命做出評估，牠只是讓自己投身於執行這個使命，不管我把棍子扔得有多遠，牠都會穿越任何障礙跑過去或游水過去，得到那根棍子。

得到棍子後，牠把棍子叼回來，因為牠的使命不只是得到棍子，而是把棍子帶回來給我。當牠靠近我時，牠會慢慢停下來好把棍子交給我，然後就算完成了任務。然而，牠並不喜歡完成使命後，自己處於等待的狀態。

於我於牠都一樣，我們都需要為某種高於自身的東西服務。在我準備好之前，牠必須等待。牠很幸運，有我為牠投擲那根棍子，而我正等待上帝為我投擲棍子，我已經等了很久了，但誰又知道什麼時候，上帝會再次注意到我——如果祂曾經這樣注意過我——並提供機會好滿足我能完成使命的心情，就像我給蒙提機會一樣？

亞隆問道：「在我們之中有誰不曾懷抱這種希望：**『要是有誰為我投擲我的那根棍子就好了』**？」要是知道某個地方真的存在著一個生活目的，而不只是感覺到有某種生活目的，那會讓人感到多麼踏實啊。相比之下，宗教對有關意義的問題所提供的答案是多麼安慰人心，然而，大自然所傳遞的卻是更具理性卻讓人黯然神傷的訊息：它讓我們看到自己在宇宙中，在巨大的存在之鏈中所處的地位有多微不足道。【原註6】

對亞隆來說，如果對人生目的的設計指向自身之外的某物或某人——例如對事業的熱愛、創造的過程、愛他人或愛某一神聖本體——它會呈現出更深邃、更偉大的意義。但這不是可以直接求得的。亞隆寧願相信，意義感產生於一個人投身於對生命拓展、生活充實及自我超越的追求。心理治療師的工作是辨識並幫助當事人移除投身於此種追求之路上的障礙，如果人真正沉浸在生命之河中，問題就會自行消散。

所有終極關懷中最重要的是死亡意識，亦即我們知道自己不可避免地會死去，而這是最令人痛苦也最難以面對的。我們置身於存在孤獨的處境，並在其中力圖尋找意義，我們有選擇的自由，並在自由裡做出選擇，同時對選擇負責，但終有一天，這一切都將終止。我們正是帶著這種覺知，活在死亡陰影的籠罩下，不論如何否定死亡，它總是像我們野餐時從遠處傳來的隆隆雷聲。在四個終極關懷裡，死亡是亞隆在《凝視太陽：面對死亡恐懼》（亞隆把這本書視為自己的最後一本書）中再次討論的主題，並借希臘哲學家之口為讀者提供建議，幫助他們戰勝對死亡的恐懼。在這本書裡，他直接對每位讀者說話，不再是透過心理治療的專業途徑傳遞想法。

他寫道：「時時刻刻意識到死亡並不好過。這好比直視烈日：你能忍受的程度有限。我們無法木然活在恐懼中，因此會想辦法緩和死亡帶來的恐懼。我們把孩子看成是自身生命的延續；我們變得富有出名，甚而耽溺放縱；我們不由自主地發展出防衛儀式；或者擁抱堅不可摧的信仰，深信終究有個救星存在。」【原註7】我們對死亡的恐懼是一種對不存在（non-being）的深切畏懼，這個不存在，用海德格的話來說就是「進一步可能性的不可能」，而死亡恐懼也會改頭換面地潛伏在許多症狀之下。身為敢於正視自身必死命運的作者，亞隆在本書中斷言，直接面對死亡可以讓我們過一種更完全、更充實、更富有同情心的生活。

萬事萬物都會凋亡，這是一個令人悲哀的存在真相。正如亞隆所描述的那樣，生活是極其線性和不可逆轉的，正是這種體認引導我們衡量自我、追問自己如何過一種盡可能充實的生活。亞隆特別借用海德格的思想，認為很重要的是要過覺察的、有目的的生活，在絕對自由和選擇的環境中覺察個人的可能性和有限性。從這個角度來看，死亡反而豐富了我們的生活。

亞隆對托爾斯泰（Tolstoy）寫的《伊凡・伊里奇之死》（*The Death of Ivan Illych*）中的描述非常著迷，他在《存在心理治療》和《凝視太陽》這兩本書中都加以引述：伊凡・伊里奇是一個只關注自己的、自滿的、浮誇的官僚，在臨死前他感到很痛苦，因為他意識到自己之所以會死得這麼淒慘，是因為他活得很糟糕。他突然想到，「也許我本來不該那樣生活的，如果每件事都用最恰當的方式去做，我的生活會變得怎樣？」【原註8】在生命的最後時日裡，伊凡・伊里奇意識到自己的生命有多貧乏，這促使他更真實並更能體諒家人，從而讓他的生命最後得到了救贖。亞隆把這個故事視為所有人生活的寓言，它讓我們反思，我們是否盡力過一種真實的、富於意義的生活？

在上個世紀的七〇年代，也就是亞隆撰寫《存在心理治療》之前和其間，他選擇帶領晚期癌症患者與喪親者組成的團體，讓自己更深入並近距離地感受存在的問題。他的病人一直是他重要的老師，他們教他的東西證實了他從托爾斯泰及哲學家們那裡學到的教誨。據說，罹患末期疾病的人生活得更加熱烈、更有激情，也更從容不迫。的確，因為意識到死亡將近，他們選擇過一種更豐富、更真實的生活，並如此描述這種生活體驗：他們變更生活價值的優先順序、對生活中不重要的事說「不」、全心地關愛身邊的人、關心地球的節奏和四季更替等。由此，亞隆更深刻地理解到，死亡之不可避免反而讓人的生活變得更加有意義。他對人們（和治療師）否認死亡的種種途徑做了詳細說明，是為了讓讀者看到正視死亡才是我們能過充實生活的必經之路。在《凝視太陽》裡，他把正視死亡的案例稱為「覺醒經驗」（awakening experiences）。

人們很少向治療師提起自己對死亡的焦慮，情況往往是，死亡焦慮以偽裝的形式隱藏在複雜的防禦後面，但這些防禦被亞隆敏銳地揭示出來。人們常將死亡恐懼掩藏在這個信念之下：個人的特異性將以某種方式凌駕於這種恐怖的天命之上。對此，亞隆再次引用托爾斯泰對伊凡．伊里奇的描述：

他內心深處知道自己快死了，可是他不只無法習慣這種想法，而是根本無法理解這種情形。

根據他從齊茲維特（Kiezewetter）的《邏輯學》（*Logic*）中所學的三段式論法：「卡尤斯是人，人都是要死的，所以卡尤斯也是會死的。」對他來說，這個例子一直都是正確的，但只適用於卡尤斯，絕不適用在他自己身上，卡尤斯這個抽象的人是會死的，這完全正確，可是他不是卡尤斯，他並不是抽象的人，而是個完全與其他人不同的生物。他是小凡尼亞（伊凡的小名），先是和媽媽、爸爸……難道卡尤斯也像小凡尼亞一樣那麼喜歡條紋皮球氣味嗎？難道卡尤斯也是那樣吻母親的手嗎？……難道卡尤斯也是這麼談戀愛的嗎？難道卡尤斯也能這樣開庭審理案件嗎？卡尤斯的確是要死的，他死是正確的，但是對於我，凡尼亞，對於有感情有思想的伊凡・伊里奇，這就是另一回事了。我也要死？這是不可能的，這簡直太可怕了。【原註9】

被精神醫學家貼上簡單標籤的自戀或自認理所當然（entitlement）的行為，在亞隆看來，實際上都是這種信念的托詞：特異性（specialness）是死亡的解藥。同樣地，工作狂或過分專注於出人頭地、未雨綢繆、積累物質財富、做得更大、做得更強、聲名更顯赫等，都可能是無意識地追求不朽的強迫行為。許多宗教體系宣稱的永生幻象，也是用以抵禦死亡恐懼的主要防禦系統。

第二種否認系統是相信有一個終極的拯救者，人們把拯救者想像為人或神，但他們信的其實是一個在這個冷冰冰的世界裡看護他們的人。亞隆公開宣稱他是無神論者，他認為相信超自然力量是一種逃避，用來避免面對令人痛苦的存在事實。

二〇〇二年，美國精神醫學會心理學和宗教委員會將費斯特奧斯卡獎（Oscar Pfister Prize）【原註10】頒給亞隆，對此他感到非常吃驚。剛接獲消息時，他想：「宗教？我？一定是搞錯了。」他寫信給這個委員會說：「你們確定沒搞錯嗎？你們知道嗎，我認為自己是個修行中的無神論者（practicing atheist）。」

亞隆早年的宗教經驗來自原生家庭的正統猶太教，其中隱匿著僵化、頑固的權威主義，這讓他非常厭惡。後來他開始相信宗教的世界觀和科學的世界觀是不相容的，叔本華對宗教的比喻更讓他產生共鳴——宗教就像螢火蟲，只有在無知的黑暗中才能為人所見。亞隆受無神論的存在主義所吸引，這一派的哲學家有尼采、沙特、海德格、叔本華，以及前蘇格拉底學派與斯多葛派。他在費斯特奧斯卡獎頒獎典禮上直言：「我很想擁有神聖的火花，渴望成為神聖的一部分，能夠長生不死，重新聚合已經失去的——我非常希望擁有這些，但我知道，這些希望並不能改變或構成現實。」這些話在《存在心理治療》中也曾出現過，亞隆本人更是身體力行。

亞隆認為宗教信仰的普遍存在，證實了存在焦慮的普遍存在，人們創造出各種神來安慰自己，讓自己免受終極關懷的痛苦。他引用前蘇格拉底時期的自由思想者色諾芬尼（Xenophanes）在兩千五百年前所寫的話：「如果獅子能夠思考，牠們的上帝會有鬃毛和獅吼。」【原註11】亞隆相信，人創造上帝是為了緩解身處存在困境的焦慮，但他也尊重人們的宗教信仰需求。治療師的首要任務是永遠關心他的病人，這也包括設身處地地理解當事人的個人信仰系統。

在《凝視太陽》中，亞隆講了一個他和年輕的猶太拉比相遇的故事。這位拉比想成為存在取向治療師，他來找亞隆是因為有個難題需要處理，那就是他虔誠的宗教信仰和亞隆的觀點相牴觸，但他向亞隆提出挑戰，對亞隆沒有宗教信仰卻能過有意義的生活表示懷疑。他們之間的談話讓亞隆有機會能清楚闡明沒有超自然的力量，他也能夠過一種道德的、有意義的生活。亞隆對這位拉比說：「意義、智慧、德性、活得好這些事，不是非得靠相信上帝存在才能得到……我信守擔任醫職時所立下的誓約，獻身於助人專業，幫助人康復與成長。我過著一份有德性的生活，我對他人充滿同情，他人也這樣對待我。我活在家人朋友的愛之中，我不需要宗教給我道德上的指引。【原註12】

如果治療師與病人的探討進入到很深的地方，有關存在和意義的根本問題就會浮現出來，但大多數治療師會回避這些討論。亞隆以心理治療面談室為觀察點，致力探索存在的基本議題，這不可避免地將他的工作與神學家和宗教領袖所做的事情連在一起，因為同亞隆所做的那樣，他們也需要具體表達或闡明一種世界觀，進而幫助人們雖然面對死亡，卻能活出生活的意義和可能性。從過去的歷史來看，精神醫學並不願意將意義和存在的議題納入體系內，但亞隆卻為人們想真正探討的東西——神學家稱之為人類靈魂——提供了指導。

亞隆接受人生短暫的事實，他的世界觀不需要某種超然之物。如果一個人覺得已經實現了自己的潛能，直到生命的最後一刻都不會懼怕死亡。真正的生活，不管什麼時候開始都不會太晚。「我不禁覺得，自己能夠活在當下，盡情享受純然存在的樂趣，是何其幸運的事！」【原註13】亞隆這樣寫道，他以對自己的生活（以及他的死亡焦慮）的反思作為示範，送給他的讀者。

在《媽媽和生命的意義》（*Momma and the Meaning of Life*）一書裡，亞隆以

兩則很具感染力的故事說明一段極為痛苦的治療之旅。治療師盡力醫治一位絕症末期的病人，另一位病人則陷入丈夫死去的巨大悲痛中無法自拔。對病人和治療師來說，治療過程中充滿了痛苦，因為雙方都得觸及讓人難以忍受的「人必有一死」的事實，但解脫之道就在雙方進行充滿張力的互動中，那一刻，治療師勇敢地在痛苦的核心與病人相遇，勇敢地與病人一起凝視太陽。

亞隆有一個中心前提：「面對死亡未必會讓人絕望到萬念俱灰。相反地，它可能讓人覺醒，進而活得更充實。雖然人會因為形體的死亡而消毀，但是人能從悟透死亡之中得到拯救。」【原註14】亞隆早年對喪親病人所做的正式研究證明，在面對親人死亡以及隨之而來的重大傷痛之後，病人不僅能恢復原有的功能水準，而且可以比以前更好。這些證明也在亞隆的許多心理治療故事中生動地呈現，因為有了這種對死亡的意識，人們能夠重新安排生活、優先考慮重要的事且不受瑣事纏擾，生活也過得更加充實。

生活中的一切都是短暫的，死亡無可避免。在《凝視太陽》一書中，亞隆提出「漣漪」（rippling）的觀念，以此應對這些不可改變的事實。「漣漪在此指的是，我們每個人往往在不知不覺中，起了同心圓般向外擴散的影響力，可能影響他人好幾年，甚而好幾代。……凡走過必留下痕跡，而且往往是在不自知的情況下，這概念給了那些因為生命的有限與無常，而不免聲稱人生在世了無意義的人，一個強有力的答案。」【原註15】我們的個人身分、對自己是誰的認知，甚至他人藉以瞭解我們的途徑，最終都會消失；然即便如此，我們還是能留下可以傳給他人的某些東西，而它們會以某種我們無法想像或預測的方式繼續傳下去。就這樣，漣漪觀念滿足了——至少在一定程度上——那種把生命延續到未來的刻骨銘心的願望。雖然最後我們將不再被人憶起，但「人生在世都會留下某些東西，縱使我們不自知或察覺不到。」

出版了那本經典的、頗有影響力的教材後的二十五年，亞隆總結了存在治療的觀點：「人痛苦的根源，不僅來自生物的遺傳基質（精神藥理學的觀點），不僅來自受壓抑的本能（佛洛伊德的觀點），不僅來自內化的重要他人的冷漠或神經質傾向（客體關係的觀點），不僅來自思考的扭曲（認知行為的觀點），也不僅來自被遺忘的創傷記憶，或個人當前的事業危機和感情危機，而且來自——而且來自—人對自身存在的面質。」【原註16】

《存在心理治療》在涉及治療方法時，並不建議將治療局限於（甚至也不集中於）對這些終極關懷的討論上。當然，警覺性高的治療師不會對這些問題避而不談，也不會在這些問題出現時改換話題。其實，亞隆的前提是，能夠意識到這些存在的永恆主題，將從根本上改變治療師和病人之間的關係，讓他們成為旅程中的同伴。因此，如果從關係的自然性質來看，甚至是病人—治療師、當事人—諮詢師、被分析者—分析師這類標籤都變得不適當。可以的話，他會提倡使用某些語彙消除「他們」（受困擾者）和「我們」（療癒者）之間的區別。「**我們分享同一種命**

運，沒有任何治療師，也沒有任何一個人可以免於這種必定發生的悲劇。」

「有時，我對人性中的脆弱感到深深悲痛，這種脆弱導致我們輕信並強烈地想信仰什麼。有時，我對未來充滿憂慮，因為非理性的信仰對人類帶來威脅。導致我們毀滅的不是沒有信仰，而是對超自然的信仰。只要回顧歷史，便會發現堅定不移的信仰引發了許多大規模的毀滅，而當今世界，彼此衝突且互不相讓的基本教義派之間的鬥爭正威脅數百萬條生命。我很喜歡尼采的一句話：『關鍵不在於有信仰的勇氣，而是有改變信仰的勇氣。』有時候，一想到有人讓生命囿於強迫行為，進行無盡的冥想或對儀式過度迷戀，我會感到悲痛（但無以對他人言說），他們因此喪失了人類自由、創造和成長的某個部分。

「在佛陀提出的四聖諦裡，他教導我們，人生是痛苦的，痛苦產生於欲望和依附，透過修行可以脫離對欲望的依附，從而消除痛苦；叔本華也抱持相似的觀點：意志是無法滿足的，衝動一旦獲得滿足，我們只會享受到片刻的滿足，然後很快地它就被厭倦取代，直到另一個欲求占據我們的心。然而對我而言，這些都是悲觀主義。我體會到人類存在的痛苦，但從未體驗過巨大到讓人犧牲生命的痛苦。我喜歡尼采的觀點：歡慶生活，投身生活，『愛你的命運』。我為面對死亡的人進行治療的經驗告訴我，死亡焦慮與每一個人『生活中未曾生活的部分』成正比，那些覺得自己活得豐富多彩、實現潛能與天命的人，面對死亡時比較不會恐懼。」【原註17】

原註：

2. 最新的第五版，由亞隆與默林·萊茲克茲（Molyn Leszcz）合作修訂並擴充。
3. *Existential Psychotherapy*, p. 291
4. *Existential Psychotherapy*, p. 137
5. 艾倫·惠理斯（Allen Whellis）是存在取向精神分析師，有多本著作，本篇故事即摘錄自其作品《請聽，我心：精神分析師的自我檢視》（*The Listener: A psychoanalyst examines his life*）。
6. Pfister Lecture, 2002, available at www.yalom.com
7. *Staring at the Sun*, p.5
8. *Existential Psychotherapy*, p. 145
9. *Existential Psychotherapy*, pp. 117-8
10. 有趣的是，亞隆早期的導師傑里·法蘭克正是普菲斯特奧斯卡獎的首位獲獎者。
11. Pfister Lecture, 2002.
12. *Staring at the Sun*, p. 194
13. *Staring at the Sun*, p. 197
14. *Staring at the Sun*, p. 7
15. *Staring at the Sun*, p. 83
16. *Staring at the Sun*, p. 201
17. Pfister Lecture, 2002.

〈第三章〉

旅程中的同伴

在治療中相遇的雙方，總是存在著愛戀和自戀、理想化和輕蔑、無法實現的希望和深不可測的恐懼。非理性在兩個人身上都存在。與此同時，亞隆也與那種令人惶惑的悖論鬥爭，即他的非理性需要和願望同時也是一種動力，使他與病人之間的合作變得卓有成效。唯有認識到這些情感，去審視它們、控制它們，而不是否認它們的存在，才能使治療發生效果。

正視生命的終極關懷問題，讓我們體認到聯結（connectedness）在人類生活中至關重要。當亞隆成為一個成熟的治療師後，他越來越意識到，在心理治療中起決定作用的是治療師和病人之間的關係。然而，只注意到關係的品質是促進治療改變的關鍵並非首創，許多治療師也已認識到這一點。數十年來，治療師們早在著述中論及同理、無條件積極關注或治療性聯盟關係的重要性，但他們用的是抽象的術語，亞隆卻不甘停留在這上面，他進一步詳述治療師在治療時實際上可以做什麼。他想像有個學生這樣問他：「如果我是一隻停在你辦公室牆上的蒼蠅，在你進行治療時，我會看到那裡發生了什麼事？」

為了回答這個想像中的迫切問題，亞隆轉而使用故事，也就是利用自己在文學上的長期興趣和效仿大作家的願望來寫作。沿著這個方向，他所進行的第一次嘗試非常具有創造性，而且完全是首創的冒險嘗試——與他的病人合寫一本有關治療的書。一九七四年，金妮．艾肯（Ginny Elkin）走進他的辦公室，她是一位富有創作才華的作家，卻罹患寫作障礙。由於她後來無法支付治療費用，亞隆決定在治療上嘗試一種新的實驗。他提議金妮為每次治療寫一篇自由不受約束的摘要，把所有在會談中未說出的感受和想法寫下來，以此代替治療費用，而亞隆也寫下自己的部分。兩人都把每週的報告密封起來並交給亞隆的秘書保管，每隔幾個月再去讀彼此的紀錄。

亞隆之所以設計出這個計畫，除了希望借此治癒金妮的寫作障礙、鼓勵她在治療中更自在地表達自己，同時也是打破他的專業局限，釋放出自己的聲音。這是一個治療師可以有多透明的實踐，亞隆的企圖透過毫無保留的筆記，公開他在治療過程中體驗到的一切。

這些筆記經過編輯後，以《日漸親近：心理治療師與作家的交換筆記》之名出版，書中的筆記對所有治療師都具有啟發性的意義，而金妮和亞隆在治療過程中關係發展的故事也成了一個羅生門式的體驗。儘管他們共度會談的一小時，兩人的經驗和記憶卻完全不同。第一，對每次治療，他們各自重視的部分就不一樣，亞隆自認最精練高明的詮釋，幾乎沒有引起金妮的注意；金妮真正重視的，反而是他幾乎沒發現到的小動作，例如他對她穿著外觀或文筆的稱讚、為她的幽默嘲諷而咯咯輕笑、在角色扮演時對她的取笑等。這本書可說是後現代現實主義文學的作品，指出我們對事件的理解只是現實的版本之一，而病人在互動中可能有完全不同的體驗——那些對此毫無所覺的治療師可說是錯過了十分重要的部分。

此外，亞隆還在這本書中進行自我審查，表現出毫無掩飾的坦誠。他覺得金妮把他過度理想化，反而使兩人無法進行真實的交流。因此，他在紀錄裡有意揭露他身上最具人性的感情和經驗，包括挫折、煩躁不安、失眠和虛榮心。他想弄明白，在治療面談中，他是為了誰而那樣表現自己？他發現他樂意讓金妮愛上自己，於是他們心自問，他是否在祕而不宣地用巧妙的表達勾引她？他們之間正發生高度昇華的曖昧關係嗎？他是不是有一種拯救幻想，想把她塑造成心目中那個她的形象？這些都是帶有危險性的問題，它們可能在夜深人靜時折磨所有的治療師，但很少有治療師會把這些表達出來，更不用說寫出來讓所有人讀到。

在治療中相遇的雙方，總是存在著愛戀和自戀、理想化和輕蔑、無法實現的希望和深不可測的恐懼。非理性在兩個人身上都存在。與此同時，亞隆也與那種令人惶惑的悖論鬥爭，即他的非理性需要和願望同時也是一種動力，使他與病人之間的合作變得卓有成效。唯有認識到這些情感，去審視它們、控制它們，而不是否認它們的存在，才能使治療發生效果。此外，同樣是出於全然的坦率，亞隆毫不猶豫地承認心理治療最令人痛苦的真理之一在於：治療師對病人的重要性遠勝於病人對治療師的重要性。基於這個無法改變的事實，治療師該如何努力建立完全真誠的關係？病人只有一個治療師，但治療師卻要面對許多病人。

亞隆對心理治療的本質已有深度的領悟，後來他所寫的有關治療技巧的著作不過是對這種領悟做出進一步的闡釋。在《凝視太陽》一書裡，他再度對此做出總結：「和個案會談時，我會把關係擺在第一。為達此目標，我決心遵循的倫理守則如下：不穿醫袍或特定裝束，不掛執照、文憑和獎狀，不懂的事不裝懂，也不否認我所遭遇的存在困境，不拒絕回答問題，不以專業角色為掩護，以及最後一點，不隱藏我人性的一面和自身的脆弱。」【原註18】

在他們攜手合作的最後階段，金妮的寫作障礙治癒了，其他的症狀與困難也得到緩解，而亞隆也擺脫了專業藩籬，準備進入新的領域。他領悟到，心理治療是一門超越科學原則和客觀分析的「藝術」，因此他著手寫作以揭示心理治療中那種難以言傳的奧祕：在豐富與深邃的治療性相遇（therapeutic encounter）過程中究竟發生了什麼。

為了做好這項工作，他開始以敘事的方式描述他和病人相處的經驗，並將他對文學和哲學、精神醫學和醫學的興趣整合到這種敘事形式裡。他不僅用故事來說明治療原理和理論原則，同時開始致力於以故事為中心，讓實務的理論從故事中自然浮現。亞隆以卡繆、沙特、烏那穆諾（Unamuno）、齊克果、奧爾特加・加賽特（Ortega. Y.Gasset）、西蒙・波娃（Simone de Beauvoir）等哲學家為典範，他們咸認為自己想描述的深刻經驗有太多是透過文學得到更好的發揮，而不是透過正式的哲學文體；此外亞隆還模仿四十多年前出版的《五十分鐘的時刻》一書中的經典心理治療故事。

我們可以將亞隆記下來的故事當成案例史或小說來閱讀，它們詳述了他與病人之間的互動。然而，不同於其他人所撰寫的案例史，亞隆的故事並非講述心理異常者的怪異行為，而是**旅程中的同伴**——「旅程中的同伴」成了亞隆著作中的中心主題——彼此相遇時的人性表現。他寫作不是為了記錄自己的成功或表現出他是個多麼機智的治療師，相反地，他希望展示他以治療師的身分與病人一路同行（即使有時也會犯錯）的經驗，如何實現了關係中的治療性聯結的香料。

儘管他本來想將《愛情劊子手》寫成一本教學故事集，用於心理治療培訓，這本書卻連續數週登上暢銷書排行榜，並翻譯成二十多種語言（在許多國家也榮列暢銷書排行榜中）。本書的精彩之處在於，其中十則故事皆引人入勝，帶領讀者進入亞隆與每位病人創造的關係，並被那種人性化的方式和他們探討的人類普遍關懷的問題所觸動。出於保護病人的隱私和創造文學上的效果，這些故事有部分內容是虛構的，但它們提煉出人們在生活中為存在意義苦苦掙扎的精華，並視之為存在之痛、宿命之痛。

就像亞隆在書中創造的人物一樣，讓我們痛苦的是，我們最深層的願望永遠也無法得到滿足，這些願望包括希望自己不會變老或死亡、希望逝去的親人能復生相聚，以及希望得到永恆的愛、保護和意義。這本書的讀者遍及各地，它深深改變了治療師進行治療的方式（也許也改變了病人向治療師尋求說明的方式）。對更多的人來說，他們既不是治療師，也不是病人，只是應對普通的生活之苦的人，但透過閱讀這些故事，他們感覺生命得到了充實，甚至獲得了療癒。

在該書第一章裡，亞隆開門見山地說：「我討厭成為愛情的劊子手……」但他繼續講述他與病人的心魔作戰的故事，他所說的心魔是指病人陷入一種著魔般的、不可能有任何回應的愛情。亞隆使盡渾身解數，試圖用理性的辯論，從任何一個可能性的角度對之進行勸導，但他最終還是失敗了。那種愛情的力量太強大了，理性對它無能為力，但他還是出於真誠與愛，跟那些被愛情所困的病人進行交流，於是這成為本書的主題。他邀請讀者化身成停在牆上的蒼蠅，參與他和病人一同解開人類精神痛苦之謎的過程。

打從開始其精神科醫師的生涯，亞隆就堅持以日誌形式記下治療過程中具有啟發性的案例，包括思想上靈光一現的時刻，以及對生命存在狀態的本質有所把握的實例。以艾娃為例，這位年長的婦女因錢包被搶產生精神創傷，亞隆洞察到她內心深信自己是「獨特的」（specialness），以及對過世的丈夫無法釋懷——在其深層意識中，她相信丈夫仍然暗地保護著她。亞隆利用這個故事向我們闡明，期盼有位終極拯救者的渴望，會透過哪些偽裝的方式出現在我們的日常生活中。

卡洛斯是本書最動人一章裡的中心人物，他身患癌症，備受死亡威脅，卻越來越執迷於能和更多女人上床的念頭。在一次接近賭博般的交流中，亞隆冒著殘忍對待病人的風險，逐漸瓦解了卡洛斯對即將到來的死亡的否定。他堅定地要求卡洛斯反思自己的生活方式，結果卡洛斯在生命的最後幾個月裡發生了驚人的改變，並在其彌留之際感謝亞隆使他獲得新生。

身為治療師，亞隆指導病人覺察自己不可逃避的選擇自由；身為講故事的人，亞隆向所有人揭示他們如何參與建造牢獄，並在最後囚禁了自己。一旦人願意對自己的意願忠實、能夠做出決定、對自己的選擇負起責任，他就會有所改變。

當然，《愛情劊子手》並沒有為這些難以處理的困境提供簡易的解決方法。亞隆十分清楚，不管兩個人的生命相遇有多深入和多有意義，一方對另一方的瞭解依然是十分有限的。我們必須學會在不確定中與他人保持關係，亞隆向我們展示治療師如何運用即時的靈感及直覺瞭解病人。「心理治療的核心是關懷，是兩個人之間深度的人性交流，其中一個（通常是病人，但並不總是病人）比另一個有更多的困擾。」【原註19】他們都會面臨同樣的存在問題，例如無意義、孤立、自由和死亡。

亞隆認為，瞭解人類境況比對之一無所知來得好，即使這意味著人得放棄可以帶來安慰的幻想——但這種幻想在亞隆看來，最後都會削弱人的心靈。作為一個旅程中的同伴，亞隆與他的病人（以及他的讀者們）一起經歷艱難而痛苦的旅程。

原註：

18. *Staring at the Sun*, p. 201

19. LE Foreword

〈第四章〉

心理治療與哲學之間的對話

亞隆在尼采的哲學中看見一種趨向，它沿著內在心靈、自我實現的過程向前邁進，朝著實現個人潛能的可能性邁進。尼采對必要的內在工作（inner work）的教導是：「成為你自己。」有哪句話比這更簡明扼要地概述了存在心理治療的目標呢？

隨著對哲學更加深入的閱讀，亞隆對哲學思考和心理治療功效間的關聯更感興趣，也許哲學家是「地下治療師」（covert therapists）、也許明智的治療師能為辛勞的哲學家帶來某種撫慰。通往存在意義的知識與智慧的旅程，到底是怎樣一條路呢？

赫曼・赫塞（Herman Hesse）說的某個故事，讓亞隆留下深刻的印象，故事是這樣的：

在聖經時代有兩位知名的療癒師，分別叫約瑟夫和迪昂，雖然他們的治療都非常有效，但兩人的方法卻完全不同。較年輕的療癒師約瑟夫透過安靜、充滿啟示的傾聽來治療，朝聖的人都信賴他，痛苦和焦慮傾吐到他耳中，就好像水流入沙漠一樣地不見了，懺悔者離開時都覺得內心放空而平靜。相反地，年紀較長的療癒者迪昂會積極面質那些尋求幫助的人，準確猜出他們未吐露出來的罪過，他是偉大的審判者、懲罰者、責罵者與矯正者，透過積極的干預來治療，把懺悔者當成小孩子來對待，提出忠告，以指定的苦修來懲罰，安排朝聖和婚姻，強迫敵人彼此和解。

這兩個療癒師素未謀面，多年來兩人互把對方視為競爭的對手，直到有一天，約瑟夫的心靈生病了，落入絕望的黑暗深淵，苦於自我毀滅的意念。由於無法用自己的方法自我治療，於是他啟程南下，尋找迪昂的幫助。

在路途中，有一天傍晚，約瑟夫在綠洲休息，遇見一位年長的旅者，兩人聊了起來，約瑟夫談到這次旅行的目的，年長的旅者回答：「太巧了，我就是迪昂，就是你要找的人。」迪昂毫不猶豫地邀請這位年輕、絕望的對手到家中，兩人共同生活、工作了許多年。迪昂先是要求約瑟夫當僕人，然後提升到學生，最後則成為工作伙伴。數年後，迪昂重病，死前對年輕的伙伴吐露心聲：「我要告訴你一個很大的祕密，我保守了很久很久的祕密。你還記得那個晚上，我們在綠洲相遇，你告訴我說你是來找我的嗎？」

約瑟夫回答：「當然記得，我怎麼可能忘記那個夜晚呢？那是我生命的轉捩點。」

彌留之際的迪昂抓住約瑟夫的手說：「我的祕密是，我當時也正處於絕望之中，在我們相遇的那個晚上，我也在前去尋求你幫助的路上。」【原註20】

亞隆認為這個故事很有魅力，它描述了關於幫助他人和接受幫助、誠實和隱瞞、療癒者和求助者之間的關係。故事裡，年輕的療癒者得到培育與指導，而年長的療癒者收到一名弟子，並從他身上獲得子女般的愛和尊敬，他的孤寂得到了撫慰。然而亞隆想瞭解的是，真正的療癒是不是發生在臨終前的那一幕：當時這兩人都承認自己不過是人，**真實**的人。如果這段話是在開始而不是在結尾出現，又會發生什麼事呢？如果大哲學家如尼采（他的著作激發了亞隆與之做熱烈的「對話」）向同時代另一個偉大的治療師如約瑟夫．布雷爾（Josef Breuer，指導佛洛伊德邁向精神分析之路）尋求諮詢，那會是怎樣的情形呢？他們能像赫塞故事中的智者一樣相互療癒對方嗎？尼采能從他的哲學觀念裡提煉出心理療法嗎？亞隆採用紀德（André Gide）認為「小說是可能曾經發生的歷史」這一觀念，認為如果歷史稍有不同，尼采可能會真的遇到布雷爾。

在所有激發亞隆閱讀熱情的哲學家中，他最傾心於尼采，因為他在尼采的思想裡發現心理治療的基本要素。看完尼采的著作後，亞隆認為尼采本來想成為一名療癒者，在他看來，尼采有關「上帝之死」的思想提供了一個創造新型價值系統的機會，這套價值並非建立在超自然幻象的基礎上，而是建立在人類經驗的基礎上。就像理想的治療師一樣，尼采的「超人」（Übermensch）洋溢著力量和智慧，並慷慨地施予他人；他能確認生活、熱愛自己的命運，並對生活做出「肯定的回答」。尼采的超人是這樣一種人——如果給他機會讓他用完全相同的方式去生活，一而再，再而三地直到永遠，他會這樣說：「喔，太好了，給我這個機會吧，我將那樣生活，再一次用完全相同的方式去生活！」

亞隆在尼采的哲學中看見一種趨向，它沿著內在心靈、自我實現的過程向前邁進，朝著實現個人潛能的可能性邁進。尼采對必要的內在工作（inner work）的教導是：「成為你自己。」有哪句話比這更簡明扼要地概述了存在心理治療的目標呢？

亞隆發現尼采具有非凡的能力，因為他毫不退縮地直接面對真相、打破幻象。尼采曾說過：「那些不能摧毀我的東西，只會使我變得更加堅強。」一個人要獲得生命的智慧，就必須面對對死亡的恐懼，一次次向死而生——亞隆早期著作的結論大多如此。我們可以說，尼采本來可以創造出心理療法。

亞隆相信，佛洛伊德也受到尼采的影響。當年蓋世太保強迫佛洛伊德離開維也納且不准他帶走大量書籍，他便只帶走一套尼采全集前往倫敦，那是蘭克送給他的禮物。維也納精神分析學會的會議記錄顯示，一九〇八年的兩場會議是為了紀念尼采而召開的，會議紀錄提到，佛洛伊德承認尼采的直覺方法所獲致的洞見，與精神分析得十分辛苦且有系統的工作才能獲得的洞察極度相似，包括精神疏泄和潛抑的重要意義，以及將（心理）疾病視為是對人世滄桑過度敏感的病理觀。然而，當時正嶄露頭角的精神分析領域只顧追隨佛洛伊德的引導，卻忽視了尼采的貢獻，因此亞隆對尼采的熱愛，部分是出於想恢復尼采在心理治療史上理應享有的地位（依亞隆之見），而他透過小說——而非透過學術辯論——這麼做。

所以說，在亞隆決定轉換跑道投身小說創作的背後，其實有很多原因。他依然認為自己是心理治療領域的老師，只不過是透過小說這個方法進行這項工作。基於對心理治療的透徹瞭解，亞隆將尼采、布雷爾，甚至佛洛伊德都寫進小說，把他們的關係設計成彼此相連，然後就像所有優秀小說家一樣，他讓戲劇性的情節在眾人之間展開。為了構思小說背景，亞隆回到自己在《愛情劊子手》中曾經探索的問題——對愛情的過度癡迷。

在《當尼采哭泣》裡，亞隆設計的背景是：一位尼采的愛慕者和朋友向布雷爾尋求諮詢，她是替朋友（即尼采）而來，希望布雷爾能暗中提供方法治療尼采的憂鬱症與自殺念頭，以及讓他飽受折磨的頭痛。讀者由此進入這兩人都小心保守的祕密之中——他們都有一個相似的祕密，那就是都無望地、痛苦地、無法擺脫地愛著一名（不同的）女子，但又無法得到她。因為找不到其他方法與尼采建立關係，從而有機會治療他，布雷爾便轉而向尼采揭露自己的祕密，向尼采尋求幫助。布雷爾向尼采提議：「身為一個醫生，我將治療你身體的病痛，以換取你幫助我解脫那令人痛苦的絕望。」於是，「治療」關係就此展開。小說的重點是這兩人逐漸創造出真誠的關係，最後這為雙方都帶來了救贖。

「我不知道**為何要**活著，我不知道**如何**活著！」布雷爾對尼采說：「救救我吧，用談話來治療我吧，我相信談話是有治療效果的，用你那博聞多識的頭腦對我的生活做出評價吧，那正是我所需要的，這麼做一定能幫得了我。」儘管這段關係在一開始時帶著隱瞞性質，但布雷爾被治療過程中的力量所吸引，情不自禁地變成一個坦誠的病人。

尼采是一個什麼樣的治療師呢？在亞隆的描繪裡，尼采是個堅定的、毫不妥協的治療師，他期待病人面對真實的自己和他們的存在「境遇」。在小說中，尼采是治療師，他回答病人時說的話都來自自己的著作。尼采發明了許多方法，用以揭露讓布雷爾感到絕望的存在根源。當他們一起到布雷爾父母的墓前祭奠時，關鍵時刻來了，尼采告訴布雷爾，他對愛情的狂熱迷戀是一種逃避方式，借此回避他對自己會被遺忘和死亡的恐懼。「你經歷過你的人生嗎？或者被你的人生所經歷？你選擇了它？或者讓它選擇了你？喜愛它？或者悔不當初？」尼采這麼問布雷爾。布雷爾回答說沒有，他毫無選擇也無力改變他必須承擔的責任。隨後，尼采提出他的中心思想實驗——在這裡，亞隆讓尼采說出後來形成《查拉圖斯特拉如是說》（*Thus Spake Zarathustra*）的核心觀念，即「永恆回歸」：你能生活在每時每刻，以致願意永遠不斷重複每一刻的生活嗎？

如果某天或某個夜晚，魔鬼悄悄跟著你進入你最孤獨的孤獨之中，同時對你說：「你現在與過去所過的生活，你將必須再經歷一次，而且是無限次數的再三反覆，而且，裡面不會有任何新的東西，一切痛苦與歡樂，你生命中的一切難以言喻的大小事情，都會重新回到你身上，全部以相同的順序與因果關係重複——甚至這蜘蛛和這林間的月光，甚至此時此刻以及跟你在一起的我，都會一直重複。永恆的存在沙漏一次又一次地倒轉過來，而每一次同樣被倒轉過來的你，只不過是沙粒而已！」這時，你會跌坐在地上，咬牙切齒地詛咒魔鬼嗎？或者，你曾體驗過那美妙的時刻，並這樣回答他：「你是神，我從未聽過比這更神聖的話。」——如果這種想法控制了你，它會完全改變你，或者完全摧毀你。【原註21】

這種讓你永遠重複過同樣生活的想法可能讓人難以忍受，它是一種存在休克療法，是一種促使思想清醒的實驗，它會提升我們對生活的覺察，讓我們意識到此世的生活——也是你唯一的生活——應該過得美好和豐盛，盡可能不留下什麼遺憾（許多年後，在《叔本華的治療》和《凝視太陽》裡，亞隆描述了他在心理治療實務中使用這種思想實驗的情況）。小說中，尼采告誡布雷爾，如果他抓住「責任」不放，並把它當成一道帷幕讓自己躲在後面，就永遠不知道他的自由意味著什麼。尼采教導他「Amor fati」（拉丁文，亦即熱愛你的命運），換句話說，創造我們可以熱愛的命運。小說裡的布雷爾做到了。

尼采從這種治療關係能得到什麼樣的幫助呢？當然不是獲得領悟或洞察。佛洛伊德說過，尼采對自己的洞察比古往今來任何人都更加深刻，但尼采卻感受到自己處於極度的孤立之中，他需要的是一種治療性相遇、一種有意義的關係，而亞隆透過布雷爾滿足了他的需求。透過談話，他們之間的關係變得更加開放、更有深度，尼采最後感受到充滿人性溫情的觸動，當他意識到自己和布雷爾之間的友情時，尼采哭了。

在世界上，我們隨時都有可能遇到一種對愛的確認，在這種愛的確認中，兩個人之間彼此占有的渴求讓位給新的欲望——一種共有的、更高的追求超越他們對自身的理想的渴望。然而，誰又瞭解那種愛？誰曾體驗過那種愛？它的名字叫友誼。

【原註22】

「一種共享的追求超越自身理想的渴望……它的名字叫友誼。」然而在小說裡亞隆進一步暗示，這種特殊形式的真誠關係，很可能就是心理治療。

《當尼采哭泣》確立了亞隆是位成功小說家的地位，評論者將他與佛洛伊德相提並論。這本書榮獲許多獎項，並被譯成二十四種語言，它出現在許多最佳暢銷書排行榜上，全球銷售量超過兩百萬本。亞隆的這本書讓全世界的人們瞭解了尼采和心理治療，並引導他們思考自己該如何與命運相遇。

描述了尼采哲學中的心理治療根源後，亞隆繼續透過小說探索心理治療和哲學之間的對話。對亞隆所採用的治療方法，身為悲觀主義哲學家的叔本華會給予什麼樣的評價？在《叔本華的眼淚》中，亞隆想像有個當代哲學家（即叔本華的化身）加入他的治療小組。菲利浦（Phillip）獨來獨往目中無人，一度有嚴重的性上癮症，如今卻取得哲學諮商師執照，運用叔本華的觀念治療病人。小說裡，亞隆的化身是名叫朱利斯（Julius）的治療師，他勸菲利浦加入他的治療團體，之後卻驚訝地發現，這個看上去拒人千里、冷漠無情的人在用他的（即叔本華的）哲學理念與其他團體成員互動。很快地，朱利斯和菲利浦開始競爭，他們各自使用截然不同的治療技巧，爭取團體成員心靈上的共鳴和思想上的認同。

小說的背景設定朱利斯剛被確診罹患末期癌症，他面臨著自己的死亡：

朱利斯熟知生死之道，就像任何一個人一樣，他同意斯多葛學派的說法：「我們從一出生就開始走向死亡」，他也贊成伊比鳩魯的理念：「只要我存在，就沒有死亡；只要有死亡，我就不存在。既然如此，為什麼要害怕死亡呢？」朱利斯身為精神科醫師，常常在垂死病人的耳邊柔聲細述這些安慰人心的話。【原註23】

然而對一個真正面臨死亡的人來說，它意味著什麼呢？朱利斯能把每一天活得充實、活得富於意義嗎？當然他能，那麼他是如何做到這一點的？朱利斯發現，最能給他有力支持的是他所從事的團體治療，而菲利浦或許是他的最後一個巨大挑戰。

就像叔本華一樣，菲利浦秉持一種棄欲哲學，這種思想告誡，執著增強了生活不可逃避的痛苦，解救之策在於一個人只能依靠自己，並讓自己擺脫「這種無止境的欲望循環」。在亞隆的筆下，菲利浦向團體成員宣稱道：

「一個人執著越多事，生活就會越沉重，與這些執著的對象分開時，也會越痛

苦。叔本華和佛教都認為人必須放下執著……」【原註24】

對此朱利斯回應：

我從相反的角度看這件事：執著的對象是完滿人生不可或缺的要素，因為預期中的痛苦而避免執著，顯然只是令人半生不死的對策。」【原註25】

在《叔本華的眼淚》中，亞隆隨處穿插叔本華的心理傳記材料，探尋他的悲觀主義和厭世觀的起源。叔本華過著與世隔絕的生活，在他最著名的警語中，他把人類描述成兩隻刺蝟，為了免於凍僵而依偎在一起相互取暖，卻又被彼此身上的刺扎痛而各自分開。叔本華力圖從自身內部產生溫暖，既不給予別人，也不從別人那裡獲取；他將生命視為一種無止境的循環——提出要求，得到滿足，又變得厭倦，繼而再提出要求。欲望無止境地折磨著我們，但我們永遠都無法滿足。

小說裡，菲利浦飽受強迫性的性欲求折磨，他在生活方式上採用了叔本華的解決之道：

叔本華使我知道我們都注定不斷地轉動意志之輪：渴望某種東西、得到它、享用短暫的滿足感，然後很快就覺得無聊，接著必定追求下一個「渴望」。滿足欲望的方式是沒有出路的，我們必須完全跳出這種循環。這是叔本華所做的，也是我所做的。

完全跳出這個輪迴是什麼意思呢？另一位團體成員這樣問菲利浦。

意思就是完全避開願望，全然接納自己最深處的本質是永遠無法滿足的渴望，這種痛苦是從一出生就設定的，我們注定受限於自己的本質。所以我們必須先瞭解這個幻覺世界的本質就是虛無，然後想辦法否認意志。我們必須像所有偉大的藝術家一樣，把目標放在純潔的理想世界，有些人透過藝術而達到這個境界，有些人則透過宗教的苦行生活，叔本華則是透過避開欲望世界、與歷代偉人交流，以及美學的研究，他每天要吹奏一、兩個小時長笛。這個意思就是人必須同時是觀察者和行動者。人必須體認存在一切大自然中的生命力，大自然會在各人的獨特存在中展現自身，當人不再以形體存在時，這股力量也終將回歸大自然。

我努力追隨他的榜樣，我的基本關係是以每日閱讀的偉大思想家為對象，避免讓日常瑣事干擾我的心，每天透過下棋或聽音樂來冥想，不同於叔本華的是我不會吹奏樂器。【原註26】

在努力與自己的死亡恐懼達成和解的同時，朱利斯在團隊成員的幫助下說服菲利浦（叔本華思想的代表），讓他認識到人與人之間的關係對活出生命意義的重要性，他們必須透過與他（菲利浦）建立生命關係的方式來進行，而這件事從來沒有人對歷史上的叔本華做過。

團體成員之間的談話，以及他們與朱利斯及菲利浦的對談，再次突顯出這個主題：關於人必有一死、關於絕望、關於建立親密關係的困難，以及團隊成員就叔本華對上述主題的觀點所展開的爭論。叔本華相信，如果一個人前去任何一個墓地，敲擊那裡的墓碑，詢問住在那裡的亡靈是否願意重返人世，他們會無一例外地斷然拒絕。菲利浦透過閱讀叔本華的著作而治癒了自己的性強迫症，而這個團體的任務——用小說中某個人物的話來說——則是將他從叔本華的治療中拯救出來。於是，小說便在叔本華否定生命、認為人生不過是一場痛苦的哲學，與尼采肯定生命、熱愛你的命運的觀點間展開辯論，而亞隆是尼采觀點的堅定支持者。

不過，亞隆也很讚賞叔本華，把他和尼采一同視為對佛洛伊德產生過重要影響的哲學家。在小說的結尾，朱利斯（亞隆的化身）告訴菲利浦：

「我不同意你和叔本華所說的人類不幸的處境。我們走向不同方向的重點在於『該怎麼辦』的問題，我們要如何活下去？如何面對必死的生命？當我們知道自己只是被拋入冷漠宇宙的生物，沒有任何命定的目標時，該如何生活？……當我初次知道罹癌並陷入恐慌狀態時，從《查拉圖斯特拉如是說》得到平靜和啟發，特別是他為生命慶賀的話，他談到我們度過人生的方式必須是在有機會一再以相同的方式度過人生時，能夠抱持肯定的態度。」

菲利浦問：「這段話是怎麼讓你得到安慰的呢？」

「我回顧一生，覺得自己以正確的方式度過，打從心裡覺得不後悔，我當然討厭奪走妻子的外在事件。這句話幫助我決定如何度過剩下的日子：我應該繼續按照原有的方式生活，這種方式一直讓我覺得滿足而有意義。」【原註27】

菲利浦拒絕俗世的各種關係，但團體成員在朱利斯的引領下，努力地跟他建立關係。在團體成員促使菲利浦體認到人類關係的價值的同時，亞隆也指導著他的治療師讀者們如何進行團體治療。菲利浦曾經過著無愛的生活，不過當團體因朱利斯（並未感到恐懼的）死去而結束時，他在「亞隆療法」中體驗到了人類源源不斷的、暖流般的溫暖和備受關懷的感動。這本書的原文書名「The Schopenhauer Cure」一語雙關：「叔本華的治癒」既指叔本華提供的治癒法，也指叔本華需要的治癒法。

會撰寫這本小說，源自亞隆對尼采和叔本華的看法，亞隆認為這兩人對人類境遇的看法是基於相同的事實和相同的觀察，然而兩人對此做出的反應卻截然不同，尼采擁抱生命，叔本華卻否定生命。亞隆得出的結論是，造成這種分歧的原因在於叔本華有嚴重的人格障礙，對於這一點，亞隆在穿插於小說中的心理傳記章節裡有所探討。

在《叔本華的眼淚》這本書裡，亞隆將他的存在心理治療與團體治療興趣相結合，希望也能將《叔本華的眼淚》作為他的團體治療教材（即第五次改版的《團體心理治療的理論與實務》）的姊妹作，因為《團體心理治療的理論與實務》不時引用《叔本華的眼淚》書中的頁碼為參照註釋，以此作為某些團體治療基本原理的例證。

《當尼采哭泣》與《叔本華的眼淚》向讀者清楚地介紹了兩位大哲學家的複雜思想，同時也披露了心理治療的技巧，與此同時，這兩本書都做出相同的結論：面對人類的悲劇性境遇，無論提供怎樣的方法，其中都包括這樣的概念——我們以旅程中的同伴身分，一同經驗生命的虛空與激情，並在愛的關係中真誠地彼此投入及承諾。

原註：

20. Adapted from *When Nietzsche Wept*
21. Staring at the Sun, p. 206.
22. Nietzsche, *The Gay Science*, p. 14, cited in YR, p. 379.
23. *The Schopenhauer Cure*, p. 1
24. *The Schopenhauer Cure*, p. 99
25. *The Schopenhauer Cure*, p. 100
26. *The Schopenhauer Cure*, pp. 288-9
27. *The Schopenhauer Cure*, p. 331

〈第五章〉

心理治療的前景

對亞隆而言，心理治療需要為每位獨特的病人設計獨特的治療方法，他認為這種設計本身就是治療。這意思是說，當治療師和病人在不確定中探索並接近對方時、當他們蹣跚前行試圖突破各自的局限時、當他們想盡辦法放下自我防衛以便深入發現彼此時，這過程本身就是治療。

真正的治療成效是從治療關係中誕生的，這是《診療椅上的謊言》（*Lying on the Couch*）一書的中心主旨，並有精彩的描述。《診療椅上的謊言》是一部很有趣的小說，不時顯露出喜劇與諷刺的風格，將治療關係中相遇的本質等這類問題發揮到了極致。在實際的治療中，真誠和真實看起來並不像實證研究所做的那麼清楚。「用攝影機拍下治療過程時，雖然看見治療師和病人交談，但我們怎能確定治療師是否『真誠』和真實呢？實際上這又意味著什麼？例如『真誠』包括治療師在治療過程中公開分享個人的情感嗎？公開自己對病人的情感嗎？公開自己的生活？自己的問題？治療師是否能和病人建立深度的關係？治療師可以喜歡他們的病人嗎？可以透過治療讓自己從中獲取收益嗎？」【原註28】

亞隆對費倫齊（Sandor Ferenczi, 1873-1933）做過的某個實驗很感興趣。費倫齊是一位匈牙利精神分析師，他是佛洛伊德精神分析核心小組的成員，可能也是佛洛伊德最親密的專業同行與莫逆之交。費倫齊想知道，如果病人和精神分析師進行

「相互分析」，也就是他對病人做一小時的分析，下次再由病人對他做分析，那會發生什麼事？於是費倫齊和一位病人進行實驗，卻以失敗告終，因為分析在某些危險叢生的暗礁上擱淺了，這些暗礁包括保密和誰該向誰付費的問題。最後，費倫齊失去信心，放棄了這項實驗。費倫齊的病人大失所望，她認為費倫齊不願繼續是因為他害怕承認愛上了她；但費倫齊卻認為剛好相反，他之所以放棄是因為他不願意向她直說他討厭她。

亞隆之所以被費倫齊的實驗所吸引，是因為他不斷探索如何讓治療過程更加開放的可能性，他在舉辦團體治療（住院病人團體和門診病人團體）的過程中，經常會「調換」活動內容，例如讓實習生觀察者和治療師討論治療團體的情況、交流各自的意見，而他們這麼做的時候，團體中的病人能從旁觀察。在當時，由於還不需要考慮成本上的經濟效益，他有時會使用這種教學法：他和幾個實習生一起治療一位病人，並鼓勵病人在面談結束後觀察他們的討論。這麼做的目的是讓治療過程

——以及治療師的內在體驗——完全透明化。

長期從事團體治療的經驗，讓亞隆強烈地體認到，治療師必須在治療過程中做到互動和透明。團體帶領者必須透過與團體成員建立關係，非常細緻地處理團體中許多激烈的情感，在這一點上他們必須發揮避雷針的作用，而且除此之外，帶領者的行為對團體規範的建立也有示範效果。亞隆相信，透明性在個體治療中同樣重要，其中，治療師必須與病人建立深入的關係，願意公開治療的機制以及自己此時此地當下的感覺。治療師的自我揭露總是能為治療帶來正面影響。亞隆說：「在我的治療實務中，我經常看見病人在之前有過一些不滿意的治療經歷，我一再聽到同樣的抱怨：治療師太冷淡、太冷漠、太僵化。我幾乎從未聽見病人抱怨過他們的治療師太過於敞開自己、與病人互動太多，或人情味太濃（當然，這不包括那些對病人實施性剝削的治療師）。」【原註29】

然而，這種揭露的限制和界限在哪裡呢？

一邊要建立真誠的關係，一邊要加以嚴格的、規範性的限制，這有可能嗎？治療過程中嚴格的時間限制、規範，以及以金錢換取服務等因素難道不會侵蝕關係的真誠性嗎？治療師可以當病人的朋友嗎？治療師與病人之間會有喜愛之情嗎？治療意義的愛包括愛撫或擁抱嗎？治療關係中，性的、社會的、職責的、金錢的界限是什麼？它們應該是什麼？

這些備受關注的當代話題不僅至關重要，也頗為複雜，而且非常容易引起麻煩，看看有這麼多的訴訟、這麼多舉報治療師（以及教士、教師、醫生、警官、雇主、主管、精神導師——任何一種涉及權力的職業）濫用權力的案例。有鑑於此，在一部帶有喜劇色彩、有點玩世不恭的小說裡討論治療的許可權問題，顯然是一種冒險的做法，因此我試圖保持一種平衡的觀點：一方面討論病人遭受濫用權力之害這令人擔憂的現象，另一方面則面對一個同樣令人擔憂的發展變化——來自法律的強烈控訴，為建立治療關係帶來威脅。

例如專業雜誌上刊出這樣的文章，提出嚴肅的建議：使用不間斷攝影機對治療過程全程錄影，以此保護病人免受治療師的性虐待（同時也保護治療師免受錯誤的指控）——對這樣的建議，我們該做何感想？這不啻是建議治療師採取防禦性的心理治療。法律行業如此之深地侵入治療過程的親密性之中，以至於許多人根本就不去考慮，監視攝影機會多麼徹底地摧毀心理治療行業的本質精神。現在治療師們學到要在病歷表中填寫病情進展紀錄，而且要假想有個充滿敵意的律師正在閱讀這些文字。【原註30】

亞隆想透過《診療椅上的謊言》探討治療師與病人之間界限問題的所有複雜因素，包括治療中的風險和誘惑、治療師的欲望、避開陷阱的模式、病人被利用的危險等。治療是一場雙人戲，亞隆想探討每個參與者深切的主觀體驗，而不是匆忙地亂扣帽子並給予批評與懲罰，因此《診療椅上的謊言》裡探討了許多有爭議的問題，例如，它甚至探討了一個相當微妙的問題：如果關係是真誠的，性活力（而不是性行為）是否有可能在成功的治療中發揮作用？這是一場大膽的冒險，也是亞隆僅有的一次涉足純虛構的小說創作——沒有哲學家作為人物原型，也沒有人物是從對改寫病人故事而塑造出來的。

在這本書裡，亞隆讓自己自由塑造治療師、病人和其他角色，雖然仍舊帶有教導人們理解心理治療的創作意圖。所有作品中，這部小說的情節最為錯綜複雜，公開說教的色彩也最淡，然而任何一位學習心理治療的人都會從中發現，裡面許多東西正對他們有關心理治療過程的看法提出挑戰。

《診療椅上的謊言》的書名也是一語雙關（順便一提，這個書名無法翻譯成別的語言），它提出了治療中有關撒謊的問題。在司法精神醫學領域或任何第三方（包括律師、雇主、保險公司或病人配偶）闖入治療場合的環境中，公然說謊已是家常便飯，但在傳統的治療關係中，病人追求更高層面的自我理解和個人成長，此時謊言採用的是更加讓人難以覺察的形式，例如隱瞞、誇大、忽略或曲解。每個人都會隱瞞一些東西，通常他們隱瞞私人生活中那些羞於暴露的重要事實，此外也經常隱瞞當下產生的強烈情感，例如在團體治療中對其他在場人士的強烈情感，或在個人治療中對治療師的強烈情感，嫉妒、誘惑、恐懼和衝動都會被掩藏起來。而且記憶也不可靠，治療師經常發現很難分辨什麼是虛構的、什麼是真實的。因此，強迫一個人始終誠實、永不撒謊會為他帶來困惑，令他陷入兩難的窘境。

《診療椅上的謊言》的主角名叫恩尼斯（Ernest Lash），他試圖重新進行費倫齊曾經做過的實驗，儘管他不像費倫齊那樣能高度自我揭露，但他決定與下一個病人互動時保持絕對的誠實。不幸的是，他的下一個病人是位女性，她對恩尼斯十分惱火，因為她認為是他鼓勵她的丈夫離開她。她是個表裡不一、報復心極強的人，她偽裝成病人並引誘恩尼斯，目的是抓到把柄後可以控告他。

小說的開頭是這樣的：希摩．塔特（Seymour Trotter）是位著名的精神醫學家，被指控公然對一名年輕的女病人有不正當的性行為，目前正接受年輕的恩尼斯的談話審查，恩尼斯是醫院醫學倫理委員會的委員。塔特是經歷過創傷，在他身上，一半是易犯錯誤的人，一半是天才的治療師，亞隆以讓人引以為戒的方式說出他的故事。在這個暗淡背景的襯托下，其他部分陸續展開：小說中有許多治療師，由於涉及如何進行治療，以及怎樣做一名治療師這類問題，每位都各自代表一種不同的理解方式。精神分析機構的浮誇之風和派別之爭遭到嘲諷，行為的妄自尊大受到抨擊，特別是小說中還刻意強調，想在治療師和病人之間創造真誠的關係，這種努力得面對巨大的不確定性和許多陷阱。

「你必須夠大膽，夠創意，才能為每個病人創造一套新的治療方式。」塔特——這個犯了錯誤的治療師——對恩尼斯這麼說。治療師必須放棄所有人為的「技巧」，他越瞭解病人，診斷會變得越沒有意義，因為成功的治療仰賴的是兩人建立關係，然而在這點上治療師可以走得多遠呢？顯然，塔特走得太遠了。透過強而有力的文字敘述，《診療椅上的謊言》裡那些有充分覺察的人物對心理治療的界限這個棘手問題進行深入的探討。

主角恩尼斯追求的是成為誠實正直的人和誠實正直的治療師，儘管他有自己的貪慾、容易犯錯、會在原始慾望裡掙扎，但依然對病人盡職盡責，完全相信並致力於實現人類成長的可能性。在這部充滿曲折情節和意外的小說中，亞隆一直向讀者證明，即使是在最惡劣的環境下，治療師的真誠到最後也還是有救贖意義的。

從寫作《診療椅上的謊言》的歲月中回到現實，縱覽當代治療界，亞隆發現心理治療受到管理式照護保險公司的侵襲，這些公司強求心理治療必須快速減輕症狀。在大多數精神醫學培訓課程中，心理治療的學分越來越少——雖然過去是這樣，現在還是這樣，更別說極少涉及亞隆在著作中如此努力闡明的那些微妙之處。精神醫學已經變成給予藥物治療的科學。在心理學和社會工作領域，為高度分類化的疾患提供操作化治療的認知行為療法逐漸盛行，不僅如此，儘管研究顯示治療關係在心理治療的成效上扮演主導地位，但人們依然不甚重視這種關係的性質與構建。

亞隆開始將他的著作視為是為後代所寫的，也許他們想瞭解在從前的美好日子裡，當更深形式的治療效果發生時，心理治療是怎麼一回事。他利用說故事的敘述方式，對在諮詢室這個私密空間裡發生的一切進行詳細的、頗有可讀性的，甚至令人愉悅的描繪。從教科書中那些有關團體治療的小短文，到《叔本華的眼淚》中對長期治療團體的完整敘述，讀者能從牆上蒼蠅的視角觀察諮詢室內發生的一切，從而向大師學習。在兩本迷你案例故事集和《診療椅上的謊言》中，亞隆同樣披露了自己的個體治療工作。

看到心理治療變得越來越機械化，越來越缺乏人情味和親密性，以至於生活被心理治療排擠門外，亞隆感到相當懊惱，因此隨後決定為新手和有經驗的治療師寫一本通俗易懂的指南書，該書恰如其分地命名為《生命的禮物：給心理治療師的85

則備忘錄》。在這本二〇〇二年出版的著作中，亞隆把他的智慧濃縮成八十五篇一至兩頁的「課程」——當然是用故事的形式來進行闡釋的。

亞隆注意到，心理衛生領域著名理論家的著作在書架上展示的期限變得越來越短，他開始帶著崇敬的心情閱讀荷妮的書，她寫的《自我的掙扎》（*Neurosis and Human Growth*）曾經對他產生深遠的影響。亞隆採納荷妮的觀念，認為人的內心藏有自我實現的傾向，只要移除障礙，每個人都能發展為成熟而完全實現自我的成人，就好比小小的橡實終將長成高大的橡樹一樣。因此，心理治療師的工作可以視之為排除成長的障礙，這也是亞隆本人治療方法的核心理念。

亞隆告訴我們，心理治療的冒險旅程充滿自發性、創造性和不確定性。在這本書裡，他再次強調建立在悲劇人生觀之上的肯定生命的態度。他諄諄告誡我們，治療師要參與病人的生命、支持對方、盡量透過病人的視線往外看、用他們的眼光去看外面的世界。亞隆講的故事中，最令我難忘的是一名年輕女子的故事，女子的父親對一切抱持否定的態度，而她抱怨自己長期陷入與父親之間痛苦掙扎的關係。由於渴望與父親和解，重新展開不同的關係，她期待父親開車送她去上大學，這樣她就能和父親單獨相處幾個小時。然而，這個期待已久的旅程竟然徹底失敗：她父親一如既往地一路都在抱怨路邊那條醜陋的、充滿垃圾的小河，而她在車的另一邊看見的卻是美麗且充滿鄉村風味的純淨溪流。她不知該如何反應，最後兩人都陷入沉默，在剩下的路程中再也沒看對方一眼。

後來，她獨自經過同一條路，卻震驚地發現有兩條溪流——路的兩邊各有一條。「這次是我開車，我從駕駛座那一側看出去，確實看見一條醜陋而被汙染的小河，就像我父親說的一樣。」她傷心地說。然而，當她學會從父親的窗口往外看時，已經太遲了，她的父親早已過世。

亞隆提醒讀者們記得，**病人對治療會談的看法和治療師的看法是非常不同的，**即使是經驗豐富的治療師，也會一次又一次驚訝地發現這種現象：病人提到上次會談中的某件事引起他極為強烈的情緒反應，但治療師本人對此卻毫無印象。要真正瞭解他人的感受是非常困難的，一般常見的情況是，我們把自己的感受投射到別人身上。

治療師是要做到同理，但並不見得一定要擁有與病人同樣的體驗，他們可以遵循泰倫斯（Terence）說的這句話：「我是個人，願意接受人類的每一件事。」【原註31】這要求治療師們敞開自身，進而接應病人表現出的任何行為或荒誕想法，不管這些行為或想法看起來多麼可憎、暴力、淫蕩或具有虐待狂性質。

亞隆相信，治療師最有價值的工具就是自己，因此透過對自己進行治療來探索自我是必要的。只有透過這種方式，治療師才能意識到自身的盲點和陰暗面，並進一步在更大的範圍裡對人們的願望與衝動產生同理。自我治療的體驗也讓接受訓練的心理治療師得以從病人的角度體驗治療過程，其中包括如對治療師產生理想化的傾向、依賴的渴望、對關心自己和用心傾聽自己的治療師的感激之情，以及願意接受治療師對自己產生影響。心理治療是一種對心理提出很高要求的艱巨工作，治療師必須開發自己的覺察力與內在力量，才能應對心理治療中的許多職業風險。治療師們只能透過在生命的許多階段重新接受治療，才能讓自己從中得益。自我認識這件事不是一勞永逸的。

亞隆建議治療師不要做一個超然的「專家」，而是要做到「重視病人」【原註32】、要用適當的方式向病人說明他對你產生的影響，「承認你的錯誤並繼續與他們合作，這有助於建立親密和信任的關係。做好準備讓自己隨病人走到任何方向，為每個病人設計一套獨特的治療方法。」【原註33】

當亞隆深入治療的本質，他再度發現關鍵點是「此時此地當下體驗」，就在此時，就在此地，病人和治療師在人際互動上發生了什麼？在亞隆看來，人們陷入絕望是因為沒有能力建立和保持持久的、令人滿足的人際關係，因此基於這種觀察而建立的心理治療，其目標是排除障礙，從而實現令人滿足的關係。治療是社會交往的縮影，從這個意義上來看，如果治療不是高度結構化的，而是把焦點放在關注當下的治療關係，病人在人際關係上的問題遲早會在當下的治療關係裡現形。如果病人在生活中是苛刻的、可怕的、自大的、退縮的、勾引人的、控制人的、審判性的或對人際關係適應不良的，這些個性特徵將會在關注此時此地當下體驗的治療進程中活靈活現地表現出來，治療師只需對病人在互動中所發生的情況保持警覺，並盡力找到它們與病人自述在外部世界的關係中遇到的人際困難的相似之處。

為了充分進入此時此地當下體驗，治療師必須進入自己的情感，並把這些情感當成衡量治療過程中互動情況的依據。如果治療師感到厭煩，那說明病人的某些行為誘發了這種厭煩情緒，原因可能是病人害怕親密關係，或病人對治療師有未曾明說的憤怒。唯有透過在互動的那一刻即時公開承認自己的感覺，治療師才能瞭解病人為什麼那樣表現。要做好這一點，治療師既要有深刻的自我覺察，也要有能對病人做出機智、友善回饋的技巧，以避免變成責難病人，而且更重要的是，準備好告知病人對互動時出現的問題也需負起責任。

在亞隆進行的（個別）治療中，最深層、最有成效的治療發生在治療師和病人的此時此地當下體驗中。治療師的任務是，密切關注自己和病人的兩人空間及關係進程中所顯露出來的東西，他認為可以用簡單的嵌入式問詢（check-in）將關係引入關注的焦點，比如問這些問題：「今天我們進行得如何？」「上次面談回去後，你對我有什麼感覺？」「我注意到今天的面談裡有一個真正的轉變。一開始我們之間的距離似乎很遠，但在接下來的二十分鐘裡，我感覺我們親近多了。你有同樣的感受嗎？如果是的話，是什麼讓我們靠近了呢？」

亞隆教導他的讀者：不要替病人做決定。認為治療師知道所有一切的想法是愚蠢的。治療的目地是清除路障，協助人們過一種有目的的生活、向病人說明他們要對自己的行為負起責任，而不是提供解決方案。

夢是進入病人內心生活的一條重要通道，它幫助我們理解治療關係、存在體驗、無意識幻想，它通過隱喻的方式反映個人生命的最深層面。亞隆在引導病人為接受治療做準備時，會告訴他們夢的重要性，甚至要求他們在床邊放便條紙和筆，以便隨時記下夢。在《生命的禮物》中，他詳細描述了下面這個故事，以證明夢可以讓治療變得更生動，甚至引導治療的方向。一位病人作了下面這個夢：

我在自家陽台，透過窗戶看著坐在書桌前的父親，我走進去請他給我汽車的油錢。他伸手到口袋裡，在拿出許多鈔票給我時，指著我的錢包，我打開錢包發現裡面已經塞滿了錢。我接著說油箱已經空了，他走出來，來到我的車子旁，指著油表，指針顯示油是滿的。【原註34】

亞隆對這個夢做出分析時指出：「這個夢的主題是空虛與完滿，病人想從父親身上得到某些東西（也想從我身上得到，因為夢中的房間很像我辦公室的擺設），卻說不出她想要什麼東西。她要求錢和汽油，可是她的錢包已經塞滿了錢，油箱也是滿的。這個夢描寫出她瀰漫著空虛感，而且相信如果問對了問題，我就有能力填滿她。因此她一直渴望從我身上得到某些東西，讚美、寵愛、特殊待遇、生日禮物，卻又知道目標不是這些東西。我在治療中的任務是重新引導她的注意力，從來自別人的供給轉移到自己內在豐足的資源。」【原註35】

在亞隆向治療師提出的忠告中，有些還保持著他初入此行時的那種質疑權威的激進風格。亞隆告誡我們要「避免做診斷」，認為總有一天，心理衛生專業人士會覺得現行的方式無比可笑——對病患進行整齊劃一的分類，編入亞隆稱之為「中國餐館菜單式的《精神疾病診斷統計手冊》（DSM）」中去。他斷言，用標準模式進行每週一次的流水帳式治療是「一種可惡的做法」。對亞隆而言，心理治療需要為每位獨特的病人設計獨特的治療方法，他認為這種設計本身就是治療。這意思是說，當治療師和病人在不確定中探索並接近對方時、當他們蹣跚前行試圖突破各自的局限時、當他們想盡辦法放下自我防衛以便深入發現彼此時，這過程本身就是治療。事實上，亞隆在數年前曾教導的東西，正是新近的關係取向精神分析新學派剛發現到的。心理治療能夠產生什麼效果，取決於治療師和病人共同構成的空間裡發生了什麼。

亞隆撰寫《生命的禮物》有個目的，就是反擊一切企圖把心理治療標準化並將之限定在偽科學框架中的社會勢力。他寫道：「在經驗實證中獲得效度的治療（empirically validated therapy，ＥＶＴ），這個概念最近對心理治療界造成莫大的衝擊，而且到目前為止都是負面的影響。只有治療得到實證上的效度（事實上，這意思就是單指短期的認知行為治療〔cognitive-behavioral therapy，ＣＢＴ〕）才能得到許多提供管理式照護的機構批准運用。提供碩士和博士學位的心理學研究所已經修改課程，全神貫注於教授ＥＶＴ；證照考試也要求心理師必須以ＥＶＴ的知識為優先；重要的國家心理治療研究基金管理機構，也鍾情於ＥＶＴ的研究。

「所有這些發展都造成許多經驗豐富的治療師的無所適從，他們每天都要面對堅持使用EVT的管理式照護行政人員。資深治療師看見如排山倒海而來的科學證據，「證明」他們的方法不如資淺（而且廉價）的治療師有效，後者以手冊式的認知行為治療，在極短時間就能見效，他們心知這是不正常的，懷疑其中另有隱情，卻無法提出證據確鑿的回應，只好收起號角，試著繼續做自己的工作，期望夢魘能夠過去。」【原註36】

亞隆提醒讀者注意對EVT提出質疑的資料與研究，因為在實驗治療條件下發生的情況，在真正的治療處境中根本不會發生。EVT研究中有許多錯誤的假設，例如病人只有一個明確的症狀，可以在治療一開始就準確地描述；長期問題可以靠短期治療解決；有效治療的因素與彼此的關係無關；有系統、步驟清楚的書面手冊可以讓只受過一點點訓練的人有效地進行心理治療。

亞隆進一步指出，「**缺乏效度（nonvalidated）的治療並不是無效（invalidated）**

的治療」【原註37】，人們幾乎不可能驗證這種治療的效果，因為「這種治療建立在親密的（無劇本的）治療師—病人關係之上，這種關係是從真誠裡錘煉出來的，專注於自然發生的此時此地當下體驗。」

從亞隆著作中我們可以清楚地看到，成為一名心理治療師和從事心理治療可以經由無數方式獲得豐富的回饋，但也有職業上的風險。「心理治療是要求甚高的行業，成功的治療師必須能忍受工作中無法避免的孤獨、焦慮和挫折。」【原註38】他奉勸剛開始從事這份職業的治療師要在生活上與他人建立讓人滿足的關係：

治療師的世界觀本身就是孤立的。經驗豐富的治療師會從不同的角度來看關係，有時會對社交儀式和繁文縟節感到不耐煩，無法忍受許多社交聚集中短暫膚淺的接觸和閒聊。在旅行時，有些治療師會避免和別人接觸，或是不讓別人知道自己的職業，因為他們想擺脫公眾對他們的扭曲反應。他們不但厭倦別人非理性的害怕

或貶抑，也受不了被人過度重視，認為他們有讀心術，或是能為複雜多面的問題提出輕率的解答。【原註39】

治療師面臨的挑戰是在每天的治療工作中，都要處理病人對他們的過度理想化或貶抑，可是治療師很少做得到這一點，反而常常感受到自我懷疑或自誇自大的感覺如陣陣漣漪不斷興起。因此，亞隆建議治療師要不斷接受個人治療、創立或加入治療師支持團體，如此才能紓解個人和職業生活中的壓力。亞隆說，他一直認為心理治療更接近一種受到召喚的使命，而不僅是個職業，所以那些對累積財富比服務他人更感興趣的人，還是選擇別的職業吧。

在《生命的禮物》的結尾，亞隆反思在職業生涯中，身為治療師的他如何讓自己與他人活出意義：「治療師的生活是服務的生活，我們每天要超越自己的期望，把目光轉向別人的需要和成長。我們不只從病人的成長得到滿足，還因為漣漪效應

而快樂——病人會使生活中接觸到的人也得到有益的影響。」【原註40】

「我們是祕密的安息處。病人每一天都會用祕密來抬舉我們，這些祕密常常是以前不曾與人分享的。接受這種祕密是極少數人才有的特權。祕密提供幕後的觀點來看人類的處境，沒有不必要的社交修飾、角色的扮演、虛張聲勢的表現，或是舞台上的裝腔作勢。……身為祕密安息之處的人，得以透過清晰的鏡片來看世界——這是比較沒有受到曲解、排斥和錯覺的觀點，是真正看清事物的觀點。……我們受到祝福而能有明澈的識見，看見人類景況的真相和悲劇，而且還有更多的收穫。」【原註41】

「我們能得到知性的挑戰，成為探險家，沉浸在最偉大、最複雜的追尋中——人類心智的發展、功能發揮和維持。我們和病人手牽著手，品嘗重大發現的樂趣——當不同觀念的碎片突然順利整合在一起時，那種豁然開朗的經驗。有的時候，我們像接生婆一樣，促成某種全新、釋放、提昇的東西誕生，看著我們的病人放下老舊的自我挫敗模式，脫離由來已久的牢騷，發展出生活的熱情，學會愛自己，並透過行動以愛對待他人。看到別人能打開自己智慧的泉源，是何等的快樂！有時我覺得自己是個嚮導，護送病人通過他們自家的房間，看著他們開門進入以前未曾進入的房間，發現新的廂房竟然有失蹤已久的東西——智慧、美麗、有創意的那份自我，這是怎樣難得的樂事啊！……

「可敬高貴的療癒一族還有一項超凡的殊榮，一直讓我非常感動。治療師是傳統的一部分，不只可以回溯到最近的心理治療祖師佛洛伊德和榮格，還有他們的祖師——尼采、叔本華、齊克果，更能追溯到耶穌、佛陀、柏拉圖、蘇格拉底、蓋侖（Galen）、希波克拉底，以及所有其他偉大宗教的導師、哲學家和醫師，他們從創世以來，就在照顧充滿絕望的人類。」【原註42】

原註：

28. *The Yalom Reader*, p. 414
29. *The Yalom Reader*, p. 420
30. *The Yalom Reader*, p. 421
31. *The Gift of Therapy*, p. 17-18
32. *The Gift of Therapy*, p. 26
33. *The Gift of Therapy*, p. 30
34. *The Gift of Therapy*, p. 233
35. *The Gift of Therapy*, pp. 232-3
36. *The Gift of Therapy*, pp. 222-3
37. *The Gift of Therapy*, p. 223
38. *The Gift of Therapy*, p. 251
39. *The Gift of Therapy*, p. 252
40. *The Gift of Therapy*, p. 256
41. *The Gift of Therapy*, p. 257
42. *The Gift of Therapy*, pp. 258-9

〈第六章〉

亞隆對其治療工作的反思

我現在的感覺是，我是透過寫作來完成我的教學，我並不懷念課堂教學，因為現在我擁有完全不同的另一種教學方式。在我看來，我是以寫作來教學，而與讀者保持通信讓我意識到這一點。

——歐文．亞隆

朱瑟琳：我一直很好奇，身為治療師和作家，你到底讀了多少哲學著作，並且把它們整合到你的工作中？

亞隆：我花了十年的時間閱讀哲學著作和撰寫《存在心理治療》。好友亞力．坎佛特（Alex Comfort，因撰寫《性的愉悅》〔*The Joy of Sex*〕而聲名大噪，但他寫了五十多本學術和文學著作）勸我，是停止閱讀並開始寫作的時候了，但從那時到現在，我還是不停閱讀哲學著作。《存在心理治療》是自那時起我所有作品的精粹，所有故事和小說都是用不同的方式擴展《存在心理治療》的不同方面。

朱瑟琳：但是，你並沒有把存在心理治療視為一個心理治療學派？

亞隆：對，我從沒有這樣想過。沒有一套訓練系統可以培養出存在治療師，除非他先是一個經過良好訓練的治療師，然後再發展對存在議題的敏感能力。我一直堅持不成立機構或培訓課程，因為寫作對我的吸引力太大，我愛死寫作了。

朱瑟琳：在案例故事書以及第一本小說廣受好評後，你有打算開始寫一些給大眾讀的書嗎？

亞隆：沒有。我一直假設我的讀者是年輕的治療師、年輕的精神科住院醫師、實習心理治療師和心理諮商師。

朱瑟琳：你從沒想過專門為一般大眾寫一本書嗎？換句話說，當你透過書籍和治療師談話，普通讀者只是在那裡偷聽而已？

亞隆：是的。他們願意偷聽，是因為他們曾經接受治療，或者對治療的話題感興趣。我在《愛情劊子手》裡曾說過，這本書是為諮詢室內的諮商師和病人而寫的。我想到學哲學的人也會對此感興趣，特別是寫到尼采和叔本華的兩本書。叔本華的心理傳記是我創造出來的，事實上沒有人那樣寫過。

朱瑟琳：為什麼選擇叔本華呢？你選擇尼采，我還比較能瞭解，因為你和他的哲學走得很近。

亞隆：叔本華是無法忽視的。我們必須記住，叔本華是尼采的老師——我是指思想意義上的老師，其實他們未曾謀面。然而尼采最終與他背道而馳，有很長一段時間，我對他倆為何分道揚鑣很感興趣。對我來說十分有意思的是：他們從同一個起點出發，對人類境況有同樣的體察，然而其中一人成了生命的讚頌者，另一個卻變成否定生命的人。這意味著什麼呢？我懷疑是性格或人格的驅動造成的。

佛洛伊德也對叔本華感興趣。佛洛伊德受教育時，叔本華是德國的名哲學家，佛洛伊德的主要思想在叔本華的書中都曾闡述過。叔本華的著作涵蓋甚廣，他在許多領域上都寫了很多書，像是政治、音樂和美學，但我的興趣主要集中在有關生命和存在的作品上。

我們必須先認識人的境況，再去想該如何著手處理。叔本華讓我們瞭解，慾望是徒勞的，我們被人遺忘是無可避免的；但最後，是尼采那擁抱生活的思想為解決這個困境提供了切實可行的答案。

朱瑟琳：在你那麼多的故事和小說中，反覆出現性迷戀和愛情迷戀的主題，你能說說為什麼會對這些感興趣嗎？

亞隆：我一直對浪漫愛情的想法很感興趣，雙方藉著這種愛情，各自失去自己並融入對方之中。我常把這種愛情描述成「孤獨的我消融於我們之中」，這時我們失去了由跟他人分離而產生的個人獨立感，不常覺得孤獨，反而還獲得一種舒適感。這就是為什麼我一直對蘭克關於人生是在生存焦慮和死亡焦慮之間來回搖擺的描述如此迷戀。還有恩尼斯特・貝克（Ernest Becker），他有強烈的蘭克主義思想，在他自己的佳作《拒斥死亡》（*The Denial of Death*）中發展了蘭克的想法。

我一直對這種浪漫愛情的想法感興趣，也對宗教意義的順服感興趣，因為兩者是相似的，都與孤立的終極關懷有關。有關迷戀的問題也是尼采思想的突出主題。

我最近有一個病人，他迷戀一名女子，這名女子已經與他分手了，他卻無法控制對她的思念。後來他閱讀尼采的書，並回頭告訴我，讀尼采的書比我們進行了兩年的治療對他有更大的幫助。

朱瑟琳：看來，我們努力想成為自主的人，卻難以應付我們與他人的分離？

亞隆：是啊，而且在大多數強迫性行為的背後是大量的死亡焦慮。一般來說，因為憤怒之類的其他問題，死亡焦慮反而被忽略了。

朱瑟琳：所以說，在存在性孤獨的痛苦中，孤獨的我與憤怒有關，憤怒與死亡焦慮又有關，而恐懼和憤怒總是涉及孤獨和死亡。我們被孤零零地拋入這個有限的存在中。在《當尼采哭泣》和一些有關尼采的故事中，你的目標是說明人們可以放棄這種迷戀。

亞隆：我的目標是幫助他們找到與他人建立關係更真實的途徑。

朱瑟琳：你認為愛情迷戀和性迷戀是同一件事情嗎？

亞隆：我把它們看成一對堂表親。在《叔本華的眼淚》裡，菲利浦的焦慮透過性交得以緩解，然而這種緩解是轉瞬即逝的。在浪漫愛情中，沒有那個人，你便無法生活下去，如果失去她，你就處於持續的悲痛中——這是我許多病人的問題。

朱瑟琳：你如何把真正的、有意義的關係與愛的迷戀區別開來？

亞隆：基本的區別在於理性，不去用非理性的概念思考。愛情迷戀是高度非理性的，它把對方本來沒有的東西歸功於對方，它眼中的對方並不是對方本來的樣子，它不能把他人看成是個有限的、獨立的人，反而認為對方身上充滿魔力。愛情迷戀就像宗教一樣，它們共同之處就是把力量歸諸於他者。

朱瑟琳：難道你不認為當人們彼此相愛時，他們很自然就會這樣：在一定程度上把對方理想化，把另一個人視為是很特別的人？

亞隆：我認為真正的愛的關係，包括關心對方現在是什麼樣的人、未來會成為什麼樣的人、恰如其分地體諒對方，以及竭盡所能地關心對方。然而，這可能不是愛情迷戀所關注的焦點，就像《愛情劊子手》中的第一個故事，那對戀人中的一方甚至不知道另一方有精神問題。人們會愛上一個他們幾乎不瞭解的人。在真正的愛中，你會恰當地把對方視為一個人，像你自己一樣，你透過瞭解他是誰、是怎樣的人而愛上他，這樣一來，他就不會被迫成為他本來不是那樣的一個人。對我來說，我所贊同的愛的關係，是彼此能夠看清楚對方。

朱瑟琳：所以，這可以成為愛情關係中的理性標準囉？

亞隆：沒錯。

朱瑟琳：在《凝視太陽》裡面，你回頭來談論死亡這個主題，我想知道為什麼是現在來談這個主題？

亞隆：現在之所以更關心這個主題，是因為我的年紀到了。我已經七十六歲（二〇〇七年）了，通常到了這個年齡人們會死亡，而我親眼看著朋友們衰老和死去，我能活到現在已經是賺到了。在《凝視太陽》裡，我對此談了很多。

朱瑟琳：在這個年紀寫這本書，代表了什麼呢？

亞隆：對這個話題我一直是駕輕就熟並全心投入的。起初我打算就如何處理死亡焦慮這個主題，寫一系列相互關聯的小說。我閱讀大量柏拉圖和伊比鳩魯的著作，想寫一些與此有關的小說，加上受到村上春樹《神的孩子都在跳舞》一書的啟發——這本書中，所有故事都和一個中心事件「神戶地震」牽連在一起。我的腦海裡有六個故事，原本計畫以同樣與死亡有關的噩夢作為每個故事的開頭，在每個故事中，作夢的人在死亡的驚恐中醒來，離開家門尋找能幫助他克服死亡焦慮的人。

第一個故事的時間背景是西元前三四八年，作夢的人出門去找伊比鳩魯。第二個故事將涉及中世紀的一個不重要的教皇。然後是佛洛伊德時代，再後來更多的是當代故事。然而，我在第一個關於伊比鳩魯的故事上花了太多的時間做研究，例如瞭解古希臘人早餐吃什麼、古希臘的咖啡長什麼樣、他們穿的衣服是什麼；接著我開始閱讀有關古希臘的小說，例如一本提到阿基米德的小說，以及關於德爾菲城女祭司的作品。直到六個月的時間悄然而逝，我才意識到做這種背景研究得花上好幾年的時間，這才很不甘願地放棄這個宏偉的構想。也許，讀到這段訪談的某位讀者會在某一天寫出這樣的小說。

接下來，我開始進行另一個寫作計畫，也就是修訂《存在心理治療》。我仔細地重讀這本書，並在想修改的地方做標記，還開了一門課程，讓選修這門課的學生跟我一起閱讀這本書，並幫我甄選材料以替換過時的資料。然而，這個任務最後還是讓我不堪重負，特別是要進行大量的圖書資料查詢，去查那些從這本書自第一次出版後的二十五年中，涉及終極關懷的大量實證研究資料。於是，我放棄了這項工作，轉而寫了另一本書，探討完成《存在心理治療》這本教材以來的這些年裡，我對存在取徑有什麼樣的理解。接著，我的經紀人注意到這本書中近四分之三的內容都在談死亡焦慮，於是提議如果要集中探討死亡焦慮，可以在寫作上更加緊扣這個主題。最後出版商建議我，《凝視太陽》的讀者群應該設定為一般大眾，所以我再次對內容做了修改，不過，雖然同意這個提議，但我堅持最後一章是寫給治療師的。我相信，本書最有力量的一章便是具有個人色彩的一章，它論述了我自己在死亡覺知上的發展。

朱瑟琳：你覺得，跟你開始寫這本書的時候相比，寫完《凝視太陽》有減輕你對死亡的恐懼嗎？

亞隆：我想有的，但是寫有關死亡焦慮的這本書不是為了治療我自己對死亡的恐懼，我的死亡焦慮一直不明顯。很久以前，當我開始為癌症患者提供治療時，這倒是一個問題，因為我知道我對死亡焦慮的程度與別人一樣。但多年下來，我感覺自己在處理病人的死亡焦慮方面已經頗有成效了，我自信能夠為這些病人提供幫助。

亞隆也和我分享了一些他收到的、來自世界各地的電子郵件。這些誠摯的（常常也是令人心碎的）信件表達了人們的感激之情，因為亞隆的作品透過不同的方式改變了他們的生活。

「僅僅說你的文字感動了我或影響了我是不夠的。在《叔本華的眼淚》一書的結尾，當潘把她的手放在菲利浦身上，把他需要傾聽的話講給他聽時，書上的字開始變得模糊起來，我只好把頭靠向後面，任淚水肆意橫流，直到不再那麼激動。這正是我所需要的宣洩。」

另一封信這樣寫道：「我知道自己是孤獨的和有限的，但讀你的書的時候，我感覺自己和其他人聯繫在一起，因為我體認到，每個人都和我在一起，我們同舟共濟——謝謝你深刻的見解和慰藉人心的話語。」

還有一封信來自土耳其的教授：「我寫這封信，是為了感謝你如此美妙地陪伴我度過一天難熬的時光：當你孤身一人，或者感到更糟或更好時，當你感受到你的孤獨的時候……我經常用你的一句話或一個思想作為上課時的開場白，用以激勵班上的學生，同時也激勵我自己打開一個新的視野，用稍微不同的眼光看待事物。」

其他一些信件來自備受情緒痛苦折磨的人，他們渴望得到緩解痛苦的方法，類似亞隆曾為他的病人提供的那些東西。亞隆親自回覆每一封信件，讓他們知道這些信件對他很重要，或者，他總會盡力做到為他們提供建議。

朱瑟琳： 這些信對你來說意味著什麼？

亞隆： 我覺得我找到了另一種或者說第二種治療的實務方式（another, a second therapy practice）。我知道我對我的一些讀者來說意義重大。我意識到，他們把我塑造成一個充滿智慧的人，但實際上我並沒有那麼有智慧，但他們渴望與我建立關係。我回覆每封來信，哪怕只是對他們說謝謝你的來信。這種通信使我對我的讀者群有了非比尋常的瞭解。

十五年前，我從精神醫學部門提前退休，其中有一個主要原因是精神醫學已經變得如此被重新醫療化了，以致我的學生對心理治療沒有多少興趣了，相反地，他們對生物化學和藥物學研究與實務的興趣還比較大。事實上，沒有學生真的對我要教的東西感興趣，因此我現在的感覺是，我是透過寫作來完成我的教學，我並不懷念課堂教學，因為現在我擁有完全不同的另一種教學方式。在我看來，我是以寫作來教學，而與讀者保持通信的時刻都讓我意識到這一點。

朱瑟琳：你試圖在回信中傳遞什麼訊息呢？

亞隆：就像我剛剛說過的，有些回信只是謝謝他們寫信告訴我，我的書對他們是有意義的，我只是簡單地向他們表示，我很高興知道我的作品對別人產生積極的影響。有時我會說，作者將這些書出版就像出海的航船，我很高興有一本書駛進了正確的港灣。

另外有一些讀者，他們因為某些個人問題而寫信尋求幫助，如果有必要的話，我會敦促他們尋求治療。有些讀者再次回信，感謝我在他們尋求幫助時給予支持，有些讀者則認為他們現在接受的治療無效，要求我用電子郵件對他們進行治療。我不用電子郵件進行治療，所以會勸他們坦白地面對他們的治療師，把這些看法公開地表達出來。我甚至暗示他們，隱瞞這些想法可能讓他們的治療毫無效果。在治療中，他們需要做的是向治療師分享所有的情感和願望，有能力的治療師會歡迎他們這種直率的表達。當然，我要傳達的主要是讓他們知道我讀到了他們的來信。

朱瑟琳：聽到你說有學生不想學習你教的東西，我感到很難過。這對心理治療的未來意味著什麼呢？

亞隆：我感覺到這裡有個鐘擺效應，即使在精神醫學領域也一樣。我聽說有越來越多的課程又開始引進心理治療。許多當代的治療師接受的是手冊化的、機械性的訓練模式，但這些都偏離了真誠的相遇。即便如此，在經過數年的實務之後，許多治療師漸漸體認到這種治療方法有多膚淺，於是開始渴望接受某些更深入、更有深遠意義和更持久的東西——他們接受研究生心理治療培訓專案或督導，或者透過自己的個別治療來學習。我可以向妳保證，他們絕對不會向實施機械性的、行為的或手冊化的治療方法的治療師尋求幫助，他們會尋找真誠的相遇，從而認識到那種面對人類狀況的內在的挑戰。

後記

二〇〇五年，亞隆和我去探望傑里．法蘭克，他是亞隆的導師和朋友，住在巴爾的摩與我家相距不遠的一處療養院。多年來，我們各自或結伴去看望他。隨著年歲漸長，他的身體逐漸衰弱，然而即便身體和心智持續惡化，傑里一直穿西裝打領帶，保持著他的教授風度。

「告訴我，你現在做些什麼？」傑里經常在我們來訪時這樣問亞隆，隨後他們就會開始一場別開生面的談話，涉及亞隆的工作和傑里在那段時間裡閱讀的書（我的角色通常是坐在那裡微笑著，享受他倆之間的溫暖情誼。當然，我對傑里的瞭解遠不如亞隆那麼多，認識他的時間也遠沒有亞隆那麼長）。

這次的拜訪，傑里沒有穿西裝，而且不久後我們便注意到，他的心智衰退程度已經相當惡化了。實際上，我們很快就發現，他並不知道我們是誰。我感到很尷尬，不知道該做些什麼，只好讓亞隆去承擔這場談話的挑戰。他嘗試用幾個話題和傑里交談，發現他還能記得遙遠過去的某些人，於是他們就針對這些人談了一些話。但隨後，亞隆的天賦開始在這場困難的對話中展現出來，他友善而充滿深情地問：「傑里，對你來說，坐在這裡跟你不能確定是誰的人一起談話，是什麼樣的感覺呢？」他總是能夠做到關注此時此地的當下體驗！

傑里聽懂了他的話，並對他問話裡所表達的關心做出回應：「我喜歡這種陪伴。你知道，情況並不是那麼糟。我每天醒來，看到窗外的綠樹和鮮花，我很高興看到它們。情況並不是那麼糟。」

這讓我再一次看到，亞隆洞悉傑里生命感受中的存在本質，他能做到這一點，是因為他敢於講出我們彼此連結的基本事實。也許，他所有的作品想集中傳達的訊息就是這個。生命的意義不外乎於此！

【附錄一】

歐文・亞隆繁體中文版著作列表

- 《團體心理治療的理論與實踐》（*The Theory and Practice of Group Psychotherapy*），方紫薇等譯，桂冠圖書公司，2001。
- 《人際互動團體心理治療：住院病人模式》（*Inpatient Group Psychotherapy*），陳登義譯，桂冠圖書公司，2001。
- 《生命的禮物：給心理治療師的85則備忘錄》（*The Gift of Therapy: An Open Letter for a New Generation of Therapists and Their Patients*），易之新譯，心靈工

坊，2002。

- 《存在心理治療（上）死亡》（*Existential Psychotherapy*），易之新譯，張老師文化，2003。
- 《存在心理治療（下）自由、孤獨、無意義》（*Existential Psychotherapy*），易之新譯，張老師文化，2003。
- 《日漸親近：心理治療師與作家的交換筆記》（*Everyday Gets a Little Closer: A Twice-Told Therapy*），魯宓譯，心靈工坊，2004。
- 《叔本華的眼淚》（*The Schopenhauer cure*），易之新譯，心靈工坊，2005。
- 《愛情劊子手》（*Love's Executioner & Other Tales of Psychotherapy*），張美惠譯，張老師文化，2007。
- 《診療椅上的謊言》（*Lying on the Couch: A Novel*），魯宓譯，張老師文化，2007。

- 《當尼采哭泣》（*When Nietzsche Wept: A Novel of Obsession*），侯維之譯，張老師文化，2007。
- 《凝視太陽：面對死亡恐懼》（*Staring at the Sun: Overcoming the Terror of Death*），廖婉如譯，心靈工坊，2009。
- 《媽媽和生命的意義》（*Momma and the Meaning of Life Tales of Psychotherapy*），張美惠譯，張老師文化，2012。
- 《斯賓諾莎問題》（*The Spinoza Problem*），易之新譯，心靈工坊，2013。

【附錄二】

歐文・亞隆著作列表

BOOKS

- Yalom, I.D., *The Theory and Practice of Group Psychotherapy*. New York: Basic Books, 1970.
- Lieberman, M.A., Yalom, I.D., Miles, M.B., *Encounter Groups: First Facts*. New York: Basic Books, 1973.
- Yalom, I.D., Elkins, Ginny, *Everyday Gets a Little Closer*. New York Basic Books, 1974.

- Yalom, I.D., *The Theory and Practice of Group Psychotherapy*. New York: Second edition, Basic Books, 1975.
- Yalom, I.D., *Existential Psychotherapy*. New York: Baste Books, 1980.
- Yalom, I.D., *Inpatient Group Psychotherapy*. New York: Basic Books,1983.
- Yalom, I.D., *The Theory and Practice of Group Psychotherapy*, Third Edition. New York: Basic Books, 1985.
- Yalom, I.D., *Love's Executioner and Other Tales of Psychotherapy*. New York: Basic Books, 1989. Paperback Harper Collins, 1990.
- Yalom, I.D., Vinogradov, S., *Concise Guide to Group Psychotherapy*, American Psychiatric Press, Inc. Washington, D.C., 1989.
- Yalom, I.D., *When Nietzsche Wept*. New York: Basic Books/Harper,1991. Paperback: HarperCollins, 1992 (Commonwealth Club of California Gold Medal for best fiction

of 1993.)

- Yalom, I.D., *The Theory and Practice of Group Psychotherapy*, FourthEdition, 1995. New York: Basic Books.
- Yalom, I.D., *Lying on the Couch*, Basic Books, 1996, New York.
- Yalom, I.D., *The Yalom Reader*, Basic Books, 1998, New York.
- Yalom, I.D., *Momma and the Meaning of Life*, Basic Books, 1999, New York.
- Yalom, I.D., *The Gift of Therapy*, HarperCollins Publishers, 2002, New York.
- Yalom, I.D., *The Schopenhauer Cure*, HarperCollins Publishers, 2005, New York.
- Yalom, I.D., *The Theory and Practice of Group Psychotherapy*, Fifth Edition, Basic Books, May, 2005, New York.
- Yalom, I.D., *Staring at the Sun: Overcoming the Terror of Death*. Jossey-Bass, 2008, San Francisco.

VIDEO TAPES

- *Understanding Group Therapy*. Three Volume, Five Tape Videotape Series (Volume One—outpatient groups; Volume Two—inpatient groups; Volume Three—interview). Brooks Cole Publishing Pacific Grove, Ca. Distributed by Victor Yalom through Psychotherapy.net.
- *Irvin Yalom: Live Case Consultation*. Distributed by Victor Yalom through Psychotherapy.net.
- *The Gift of Therapy, a Conversation with Irvin Yalom, M.D.* Distributed by Victor Yalom through Psychotherapy.net.

ARTICLES, CHAPTERS

1. Yalom, I., "Lysergic acid diethylamide," *Maryland State Medical Journal*, 8:14-17,1959.
2. Yalom, I., "Aggression and forbiddenness in voyeurism," *Archives of General Psychiatry*, 3:305-319, 1960.
3. Yalom, I., "Organic brain diseases of senility," *Maryland State Medical Journal*, December, 1960.
4. Yalom, I., "Group therapy of Incarcerated Sexual Deviants," *Journal of Nerve and Mental Disorders*, 132:158-170,1961.
5. Jackson, D. and Yalom, I., "Family homeostasis and patient changes," *Current Psychiatric Therapies*, IV:155-165,1964.

6. Yalom, I., "Planter warts: a case study," *Journal of Nerve and Mental Disorders*, 1964.
7. Yalom, I., "Observation on mourning," *The New Physician*, 13:80-81,1964.
8. Yalom, I. and Moos, R., "The use of small interactional groups in the teaching of psychiatry," *International Journal of Group Psychotherapy*, 15:242-250,1965.
9. Jackson, D. and Yalom, I., "Conjoint family therapy as an aid to intensive psychotherapy," in Burton, A. (Ed.) *Modern Psychotherapeutic Practice, Palo Alto*, CA: Science and Behavior Books, Inc., pp. 81-99,1965.
10. Yalom, I., "Problems of neophyte group therapists," *International Journal of Social Psychiatry*, 7:52-59,1966.
11. Yalom, I., "A study of group therapy dropouts," *Archives of General Psychiatry*, 14:393-414,1966.
12. Yalom, I. and Handlon, J., "The use of multiple therapists in the teaching of

psychiatric residents" *Journal of Nerve and Mental Disorders*, 141:684-692.1966.

13. Moos, R. and Yalom, I., "Medical students attitudes toward psychiatry and psychiatrists," *Mental Hygiene*, 50:246-256,1966.
14. Yalom, I. and Rand, K., "Compatibility and cohesiveness in therapy groups," *Archives of General Psychiatry*, 15:267-275,1966.
15. Jackson, D. and Yalom, I., "Family research on the problem of ulcerative colitis," *Archives of General Psychiatry*, 15:410-418,1966.
16. Yalom, I., "Some aspects of symptom removal," *Short Circuit*, 1, 1966.
17. Yalom, I., Houts, P., Zimerberg, S., Rand, K., "Prediction in improvement in group therapy: an exploratory study," *Archives of General Psychiatry*, 17:159-169,1967.
18. Yalom, I., Houts, P., Newell, G., Rand, K., "Preparation of patients for group therapy: a controlled study," *Archives of General Psychiatry*, 17:416-427,1967.

19. Hamburg, D., Moos, R., Yalom, I., "Studies of premenstrual and postpartum distress," in Michael, R. (Ed.) *Endocrinology and Human Behavior*, New York: Oxford University Press, pp. 94-116, 1968.

20. Yalom, I., Lunde, D,, Moos, R., Hamburg, D., "Postpartum blues syndrome: a description and related variables," *Archives of General Psychiatry*, 18:16-27,1968.

21. Yalom, I. and Terrazas, F., "Group therapy for psychotic elderly patients," *American Journal of Nursing*, August 1968,1960-1964.

22. Ebersole, G., Leiderman, P., Yalom, I., "Training the non-professional group therapist: a controlled study," *Journal of Nervous Mental Disorders*, 149:294-302,1969.

23. Moos, R., Kopell, B., Melges, F., Yalom, I., Lunde, D., Clayton, R., Hamburg, D., "Fluctuations in symptoms and moods during the menstrual cycle," *Journal of Psychosomatic Research*, 13:37-44,1969.

24. Sklar, A., Yalom, I., Zimerberg, S., Newell, G., "Time-extended group therapy: a controlled study," *Comparative Group Studies*, November 1970, 373-386.
25. Lieberman, M., Yalom, I., Miles, M., "The group experience project: a comparison of ten encounter technologies," in L. Blank, M. Gottsegen, G. Gottsegen (Eds.) *Encounter*, New York: The MacMillan Company, 1971.
26. Yalom, I. and Yalom, M., Hemingway: "A Psychiatric View," *Archives of General Psychiatry*, 24:485-494.1971.
27. Yalom, I., "A study of encounter group casualties," *Archives of General Psychiatry*, 25:16-30,1971,
28. Leiberman, M., Yalom, I., Miles, M., "Impact on participants," *New Perspectives on Encounter Groups*, Solomon and Berzon, Jossey-Bass, Inc., pp. 119-170,1972.
29. Yalom, I., Moffat, S., "Instant intimacy," *Encyclopaedia Britannica*, pp. 408-423,

Britannica Yearbook of Science and the Future, 1972, Encyclopaedia Britannica, Inc.

30. Lieberman, M., Yalom, I., Miles, M., "The impact of encounter groups on participants: some preliminary findings," *The Journal of Applied Behavioral Sciences*, 8:1,1972.
31. Costell, Ronald, M., Yalom, I., "The institutional treatment of sex offenders" in Resnik and Wolfgang (Eds.) *Treatment of the Sexual Offender*, New York: Little, Brown and Co., 1972.
32. Yalom, I., "The future of group therapy," in Hamburg and Brodie (Eds.) *The American Handbook of Psychiatry*, Vol 6, New York: Basic Books, 1973.
33. Yalom, I., Green, R., Fisk, N., "Intrauterine female hormone exposure and psychosexual development in human males," *Archives of General Psychiatry*, Vol 28,1973.
34. Yalom, I., "Freud, group psychology and group psychotherapy," *International Journal*

of Group Psychotherapy, Vol XXIV, No. 1, January 1974.

35. Yalom, I., "Group therapy and alcoholism," *Annals of the New York Academy of Sciences*, 233:85-103.1974.
36. Yalom, I., Brown, S., Bloch, S., "The written summary as a group psychotherapy technique," *Archives of General Psychiatry*, 32:605-613,1975.
37. Yalom, I., "Using the here-and-now in group therapy," *Proceedings of the Third Annual Conference of the Group Therapy Department*, Washington Square Institute for Psychotherapy and Mental Health, May 1976.
38. Bloch, S., Bond, G., Quails, B., Yalom, I., Zimmerman, E., "Patients expectations of therapeutic improvement and their outcomes," *American Journal of Psychiatry*, 133:12, December 1976, pp. 1457-1460.
39. Yalom, I., Bond, G., Bloch, S., Zimmerman, E., Friedmand, L., "The impact of a

weekend group experience on individual therapy," *Archives of General Psychiatry*, Vol 34, April 1977, pp. 399-415.

40. Yalom, I., "Existential factors in group psychotherapy," in O. L. McCabe (Ed.) *Changing Human Behavior: Current Therapies and Future Directions*, Grune & Stratton, September 1977.

41. Bloch, S., Bond, G., Quails, B., Yalom, I., Zimmerman, E., "The evaluation of outcome in psychotherapy by independent judges: a new approach," *British Journal of Psychiatry*,131:410-414, 1977.

42. Yalom, I., Greaves, C., "Group therapy with the terminally ill," *American Journal of Psychiatry*, 134:4, April 1977, pp. 396-400.

43. Brown, S., Yalom, l., "Interactional group therapy with alcoholics," *Journal of Studies on Alcohol*, 38:3, March 1977, pp. 426-456.

44. Spiegel, D., Yalom, I., "A support group for dying patients," *International Journal of Group Psychotherapy*, 28:2, April 1978.

45. Yalom, I., Bloch, S., Bond, G., Zimmerman, E., Quails, B., "Alcoholics in interactional group therapy: an outcome study," *Archives of General Psychiatry*, 35:419-425, April 1978.

46. Bond, G., Bloch, S., Yalom, I., Zimmerman, E., Quails, B., "The evaluation of a 'Target problem' approach to outcome measurement," *Psychotherapy, Theory, Research and Practice*, 16:1, Spring 1979.

47. Spiegel, D., Bloom, J., Yalom, I., "Group support for metastatic cancer patients: a randomized prospective outcome study," *Archives of General Psychiatry*, 38:527-534, May 1981.

48. Finkelstein, P., Wehegrat, B., Yalom, I., "Large group awareness training," in *Annual*

Review of Psychology, 33:515-539.1982.

49. May, R., Yalom, I., "Existential psychotherapy," in R. Corsini (Ed.)," *Current Psychotherapies*, Third edition, 1985.
50. Leszcz, M., Yalom, I., Norden, M., "The value of inpatient group psychotherapy and therapeutic process: patients perceptions," *International Journal of Group Psychotherapy*, Vol 35, July 1985.
51. Yalom, I., "Interpersonal learning," in *American Psychiatric Association Annual Review: Vol V American Psychiatric Press*, Inc., 1986.
52. Yalom, I.D, Vinogradov, S., "Bereavement groups: techniques and themes," *International Journal of Group Psychotherapy*, 38:4, October 1988.
53. Yalom, I., Vinogradov, S., "Self-disclosure in group therapy," *Self-disclosure in the Therapeutic Relationship ed*. by G. Strieker and M. Fisher, Plenum Press, N.Y. 1990.

54. Yalom, I.D., Yalom, V., "Brief Interactional group psychotherapy" *Annals of Psychiatry*, 1990

55. Yalom, I.D., Matano, R., "Chemical dependency and interactional group therapy: a synthesis," *International Journal of Group Psychotherapy*, July 1991 P269-295

56. Yalom, I.D., Lieberman, M., "Bereavement and heightened existential awareness," *Psychiatry* 1992.

57. Lieberman, M., Yalom, I.D., "Brief psychotherapy for the spousally bereaved: A Controlled Study," *International Journal of Group Psychotherapy*, vol 42, Jan 1992.

58. Luby, J., Yalom, I.D., "Group therapy of depressive disorders" E.S. Paykel (Ed.) *Handbook of Affective Disorders:2E*, Guilford Press, Churchill-Livingstone, June, 1992.

59. Yalom, I., Vinogradov, S., "Group therapy," in *Textbook of Psychiatry*, American

Psychiatric Press, (Hales, Yudofsky, Talbot (eds) Wash D.C. 2nd ed. 1994.

60. Rogers, Carl, *A Way of Being*, Houghton Mifflin (1995), Introduction by Irvin D. Yalom.

61. Yalom, I., Vinogradov, S., "Group therapy," in *Synopsis of Psychiatry*, American Psychiatric Press, Wash. D.C. 1996 page 1063-1097.

62. Rabinowitz, Ilana, *Inside Therapy*, St. Martins Press (1998), Introduction by Irvin D. Yalom.

63. Breuer, Josef and Freud, Sigmund, *Studies in Hysteria*, Basic Books (2000), Introduction by Irvin D. Yalom.

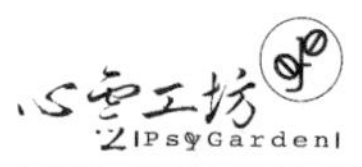

Holistic 081

歐文·亞隆的心靈地圖

Irvin D. Yalom: On Psychotherapy and The Human Condition

作者—朱瑟琳·喬塞爾森（Ruthellen Josselson）
譯者—王學富、王學成
審閱—陳登義

出版者—心靈工坊文化事業股份有限公司
發行人—王浩威　總編輯—王桂花
執行編輯—林依秀　內頁編排—李宜芝
通訊地址—10684台北市大安區信義路四段53巷8號2樓
郵政劃撥—19546215
戶名—心靈工坊文化事業股份有限公司
電話—02）2702-9186　傳真—02）2702-9286
Email—service@psygarden.com.tw
網址—www.psygarden.com.tw

製版印刷—中茂分色製版印刷事業股份有限公司
總經銷—大和書報圖書股份有限公司
電話—02）8990-2588　傳真—02）2290-1658
通訊地址—248新北市五股工業區五工五路二號
初版一刷—2013年4月　初版三刷—2019年5月
ISBN—978-986-6112-68-3　定價—280元

國家圖書館出版品預行編目資料

歐文·亞隆的心靈地圖／朱瑟琳·喬塞爾森（Ruthellen Josselson）著；
王學富、王學成譯. -- 初版. -- 臺北市：心靈工坊文化, 2013.04　面；　公分

譯自：Irvin D. Yalom : on psychotherapy and the human condition

ISBN 978-986-6112-68-3(平裝)

1.亞隆（Yalom, Irvin D.）　2.學術思想　3.精神疾病治療　4.心理治療

415.97　102004488

心靈工坊 PsyGarden 書香家族 讀友卡

感謝您購買心靈工坊的叢書，爲了加強對您的服務，請您詳填本卡，
直接投入郵筒（免貼郵票）或傳眞，我們會珍視您的意見，
並提供您最新的活動訊息，共同以書會友，追求身心靈的創意與成長。

書系編號－HO081　　書名－歐文．亞隆的心靈地圖

姓名　　是否已加入書香家族？□是　□現在加入

電話（公司）　　（住家）　　手機

E-mail　　生日　　年　　月　　日

地址 □□□

服務機構／就讀學校　　職稱

您的性別—□1.女　□2.男　□3.其他

婚姻狀況—□1.未婚　□2.已婚　□3.離婚　□4.不婚　□5.同志　□6.喪偶　□7.分居

請問您如何得知這本書？

□1.書店　□2.報章雜誌　□3.廣播電視　□4.親友推介　□5.心靈工坊書訊
□6.廣告DM　□7.心靈工坊網站　□8.其他網路媒體　□9.其他

您購買本書的方式？

□1.書店　□2.劃撥郵購　□3.團體訂購　□4.網路訂購　□5.其他

您對本書的意見？

封面設計	□ 1.須再改進	□ 2.尚可	□ 3.滿意	□ 4.非常滿意
版面編排	□ 1.須再改進	□ 2.尚可	□ 3.滿意	□ 4.非常滿意
內容	□ 1.須再改進	□ 2.尚可	□ 3.滿意	□ 4.非常滿意
文筆／翻譯	□ 1.須再改進	□ 2.尚可	□ 3.滿意	□ 4.非常滿意
價格	□ 1.須再改進	□ 2.尚可	□ 3.滿意	□ 4.非常滿意

您對我們有何建議？

▲您的意見，我們將轉貼在心靈工坊網站上，www.psygarden.com.tw

廣　告　回　信
台北郵局登記證
台北廣字第1143號
免　貼　郵　票

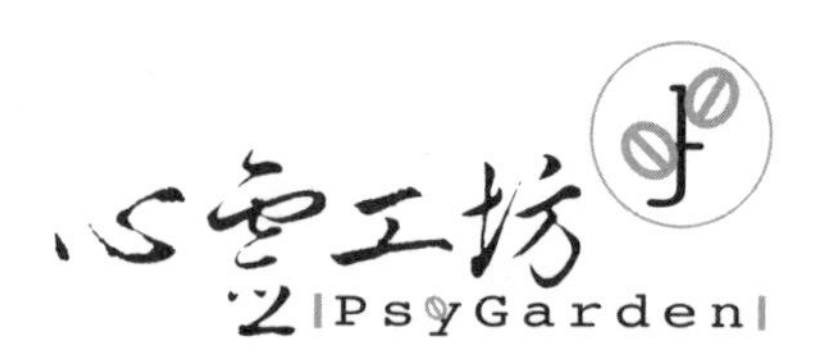

台北市106 信義路四段53巷8號2樓

讀者服務組　收

免　貼　郵　票

（對折線）

加入心靈工坊書香家族會員
共享知識的盛宴，成長的喜悅

請寄回這張回函卡（免貼郵票），
您就成為心靈工坊的書香家族會員，您將可以——

⊙隨時收到新書出版和活動訊息

⊙獲得各項回饋和優惠方案

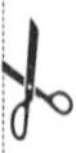